HANNAH KRUTMANN

NATÜRLICH LEBEN mit ätherischen Ölen

Für meine Oma,
die sich wie keine andere auf Pflanzenheilkraft verstand,
und für alle (angehenden) Kräuterhexen

EMF

EIN BUCH DER
EDITION MICHAEL FISCHER

Inhalt

Mein Weg zur Aromatherapie 7

Über dieses Buch 10

Warum ich ätherische Öle so liebe 12

Für wen sind ätherische Öle geeignet? 14

KAPITEL 1: ESSENTIALS 17

Aromatherapie von Kleopatra bis Gwyneth Paltrow 18

Selfcare, was ist das eigentlich? 20

Buzzword Aromatherapie: Was ist das? 22

Naturdüfte: Was sind ätherische Öle? 24

Magisches Handwerk: Wie werden ätherische Öle gewonnen? 26

Mix & Match: Was sind Trägeröle? 28

Körper, Geist & Seele: Wie wirken ätherische Öle? 30

Immer der Nase nach: Passende ätherische Öle auswählen 32

Die Qual der Wahl: Düfte und ihre Themen 34

Wie du ätherische Öle anwendest 36

Duftmischungen selbst komponieren 40

Safety first: Alles über die Dilution 42

Zu den Rezepten in diesem Buch 42

Nicht alle Öle parat? Einfaches Substituieren 44

Handle with care: Aufbewahrung und Haltbarkeit 46

Worauf es wirklich ankommt: Qualitätsmerkmale beim Kauf 49

Gut ausgestattet: Werkzeuge und Zubehör 52

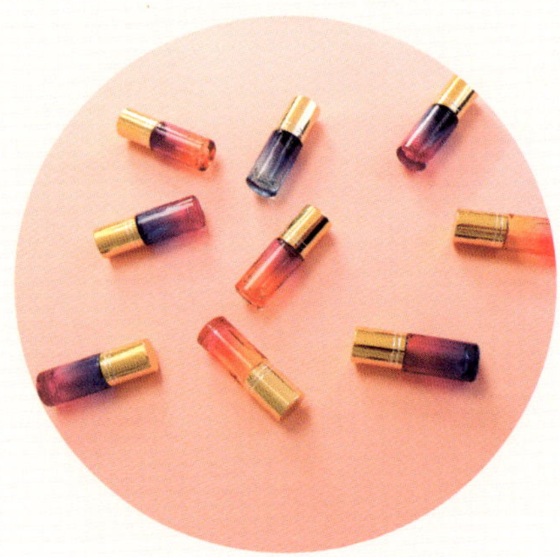

KAPITEL 2: BODY SELFCARE 55

Aromatherapie für das Immunsystem

Kräuterbündel-Erkältungs-Roll-on 56
Power-Roll-on gegen Halsschmerzen 57
Linderndes Erkältungsbad 58
Saubere-Sache-Handspray 59

Aromatherapie bei Schmerzen

Sanfte Kräutermischung gegen Kopfschmerzen 60
Schleich dich, Muskelkater! 61
Geballte Pflanzenkraft gegen Rückenschmerzen 61

Aromatherapie bei Allergien und Atemwegsbeschwerden

Verschnaufpause-Diffuser-Mischung 62
Eukalyptus-Dampf-Dusche 63
Heuschnupfen-Helfer für unterwegs 64
Tief-Durchatmen-Roll-on 65

Aromatherapie für die Verdauung

Feuerlöscher bei Sodbrennen 66
Verdauungshelfer-Roll-on 67
Gutes-Bauchgefühl-Roll-on 68
Dufte Bauchmassage 69
Starkes Reisebegleiter-Duo 70

Aromatherapie bei PMS und Menstruationsbeschwerden

I-feel-it-all-Diffuser-Mischung 72
PMS-Support-Roll-on 73
Kleopatra-Badezusatz 74
Krampflinderndes Massageöl 75

Aromatherapie für mehr Lust

Aphrodisierendes Aphroditebad 76
Sinnliche Massage 77
Lusttropfen-Roll-on 78
Dance-it-out-Diffuser-Mischung 79

Aromatherapie für Detox

Detox-Power-Leberwickel 80
Aromatisches Trockenbürsten 81
Porenreinigendes Gesichtsdampfbad 82
Goodbye, Sugar-Cravings 82
Transformatives Kaffee-Peeling 83
Koffeinfrei detoxen 83

Aromatherapie und Körperpflege

Hausgemachte Deocreme 84
Samtpfoten-Handcreme 85
Seidige Fußcreme 85
Erfrischungssprays für unterwegs 86
Frische-Kick-Fußdeo 87

Aromatherapie bei Hautreizungen

Bee-gone-Insektenabwehr 88
Linderung bei Insektenstichen 89
Erste Hilfe bei Verbrennungen & Schnitten 90
Après-Sun-Öl 91
Blasen-Balsam 91
Weg-mit-dir-Pickel-Roll-on 92
Liebevolle Narbenpflege 92
Und tschüss, blaue Flecken 93
Pflanzenpower gegen Hautpilze 93

Aromatherapie und Haarpflege

Hairliches Haarpflegespray 94
Durch-die-Blume-Haarparfum 95
Beruhigendes Kopfhautöl 95

KAPITEL 3: MENTAL SELFCARE 97

Aromatherapie für Homeoffice und Arbeitsstelle

Hokus-Pokus-Fokus-Diffuser-Mischung 98
No-More-Procrastination-Roll-on 99
Fatigue-Fighter-Roll-on 100
An die Arbeit mit Basilikum 101
Kreativitäts-Boost 101
To-do-Listen-Helfer-Diffuser-Mischung 102
Schluss mit der Schreibblockade 103
Success-Story-Diffuser-Mischung 104
Feierabend-Drink für die Nase 105

Aromatherapie und Kommunikation

Nie-wieder-um-Kopf-und-Kragen-Reden-Roll-on 107
Flirtatious-Roll-on 108
Roll-on für öffentliches Sprechen 109
Aromatische Gruppennachhilfe 110
Bis-hierhin-und-nicht-weiter-Roll-on 111
Commitment-Helfer 112
Roll-on für deine eigene Stimme 113

Aromatherapie und Schlaf

Schlaf-gut-Kissenspray 114
Gute-Nacht-Diffuser-Mischungen 115
Schlafenszeit-Fußbalsam 116
Snoozing-Queen-Diffuser-Mischung 117
Morgenmuffel-Roll-on 117

Aromatherapie für Sport und Roadtrips

Roadtrip-Diffuser-Mischung 118
Sportmuffel-Motivations-Roll-on 119
Balanceakt-Yoga-Roll-on 119

Aromatherapie für Tiefenarbeit und Innenschau

Deep-Meditation-Blend 120
Journaling-Flow-Roll-on 121
Herzensweg-Parfum zur Innenschau 122
Ritual Scents 123
Meet-Your-Inner-Child-Öl 124
Shady-Business-Schattenarbeitsöl 125

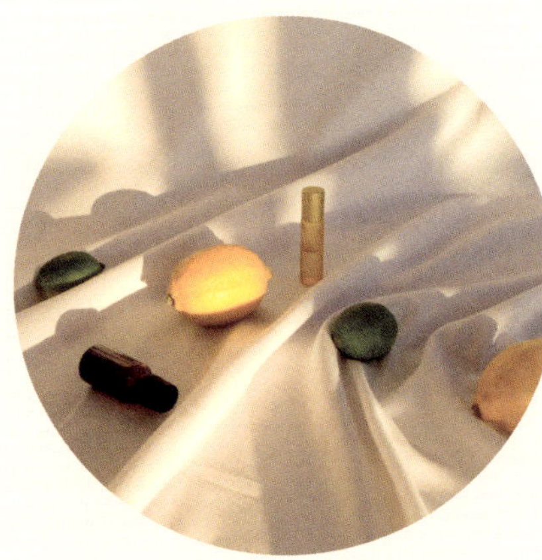

KAPITEL 4: EMOTIONAL SELFCARE 127

Aromatherapie für Moodboosts

Gute-Laune-Diffuser-Mischung 128

Roll-on für den Neubeginn 129

Roll-on gegen Antriebslosigkeit 129

Bye-Bye-Grumpy-Cat-Roll-on 130

Wurzelpower bei Wut 131

Roll-on gegen Traurigkeit 132

Öle gegen Liebeskummer 133

Aromatherapie und Selbstliebe

Schluss mit der Selbstkritik 134

Body-Neutrality-Trio 135

Kenne-deinen-Wert-Roll-on 135

Selbstvertrauen-Roll-on 136

Empowerment-Roll-on 136

Mut-tut-gut-Blends 137

Aromatherapie bei Angst und Panik

Don't-Panic-Kompresse 138

Beruhigender Roll-on bei Verlustangst 139

Calm-Down-Spray 140

Nervenbündel-Prüfungsangst-Roll-on 140

Mach-dir-keine-Sorgen-Roll-on 141

KAPITEL 5: HOME SELFCARE 143

Aromatherapie und Raumdüfte

Home Sweet Home 144

Frischer Wind in der Bude 145

Aromatherapie zum Putzen und Aufräumen

Glanz-und-Gloria-Oberflächen-Spray 147

Oh-so-clean-Waschbeckenduft 148

Flower-Power-Toilettendeo 148

Küchenhandtuch-Desinfektion 149

Handtuchspray 150

Fresh-and-clean-Diffuser-Mischung 151

Teppichspray 152

Staubputzspray 153

Desinfizierendes Yogamattenspray 153

Aromatherapie und Textilpflege

Fruchtiges Bügelspray 154

Erfrischendes Schuhdeo 155

Mottenfreie-Zone-Sachet 155

Praktisches Textilerfrischerspray 156

Ätherische Öle für die Waschmaschine 157

Haustierspray 157

Quellen 158

Dank & Über die Autorin 159

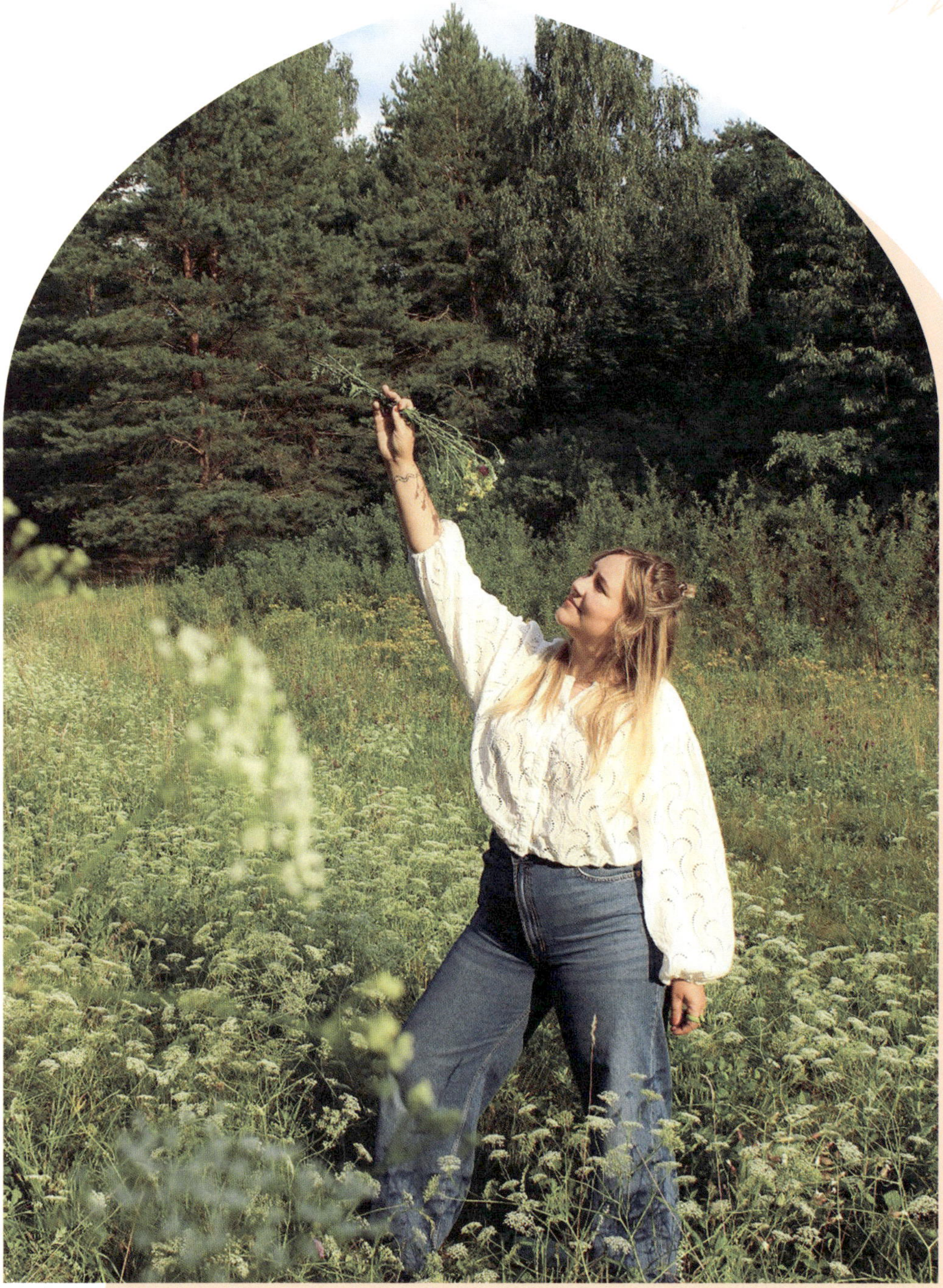

Vorwort

MEIN WEG ZUR AROMATHERAPIE

Im Winter kurz vor meinem 30. Geburtstag entdeckte ich die Superpower von ätherischen Ölen für mich. Bis dahin hatte ich über meine Mutter und Oma ein paar ätherische Öle kennengelernt, die sie bei Erkältungen, Insektenstichen oder anderen körperlichen Beschwerden einsetzten. Dass Düfte auch beeinflussen können, wie wir uns fühlen, stellte ich als Kind beim Sammeln von Parfumpröbchen fest. Ich liebte Düfte und bat meine Großmutter und Tante, mir immer kostenlose Pröbchen aus der Parfümerie mitzubringen. Ohne dass ich in dem Alter ihre Aufschrift lesen konnte, sortierte ich sie in einem Setzkasten danach, ob sie blumig, frisch oder eher schwerer dufteten.

Als ich wegen eines Burn-outs dann als Erwachsene in jenem Winter von meiner Ärztin dazu verdonnert wurde, ein paar Wochen nicht zu arbeiten, entdeckte ich einen Duftworkshop. Ich meldete mich spontan an, in der Hoffnung, mehr über mein kindliches Hobby der Parfumherstellung zu lernen. Der Fokus des Workshops lag allerdings auf der emotionalen Wirkung von Aromatherapie und nach drei Stunden des neugierigen Schnupperns war ich ganz geflasht und besonnen.

Ich hatte ein halbes Notizbuch vollgeschrieben und begann direkt am nächsten Tag das Öl-Pröbchen vom Workshop zu benutzen. Es war eine holzige Mischung, die bei Burn-out helfen, Geduld schenken und einen Perspektivwechsel fördern sollte. Nach nur zehn Tagen hatte ich das Gefühl, alles habe sich verändert. Dabei hatte sich an den äußeren Umständen rein gar nichts getan. Ich war weiterhin krankgeschrieben, mein Arbeitgeber machte Druck, doch in mir hatte sich einiges bewegt. Ich war weniger gestresst und ängstlich, die kreisenden Gedanken, wie es weitergehen sollte, hatten sich beruhigt und eine unerwartete Gelassenheit stellte sich ein. Ich begann, über meine Zukunft nachzudenken, ohne dass sich das beklemmende Gefühl einer Panikattacke breitmachte, und ich entschloss mich dazu, meinen Job zu kündigen und mich selbstständig zu machen.

In den nächsten Wochen und Monaten besorgte ich mir weitere ätherische Öle, verschlang Bücher über Aromatherapie und entwickelte kleine Rituale, die mir dabei halfen, gelassen zu bleiben. Nach Jahren voller Panikattacken fand ich Beruhigung durch holzige Düfte und Lavendel. An grauen Tagen, an denen mich die Lethargie sonst ans Bett fesselte, halfen mir frische Zitrusdüfte beim Aufstehen und wenn meine PMS- und Endometriose-bedingten Stimmungsschwankungen so stark wurden, dass ich fast verzweifelte, schenkte mir Muskatellersalbei die Erlaubnis, langsamer zu machen.

Natürlich sind ätherische Öle keine Wundermittel, die dein Leben umkrempeln, doch sie können **starke Verbündete** werden, um deine Stimmungen und Emotionen zu verstehen und sie zu navigieren. Oft geben sie mir den kleinen Impuls, den ich brauche, um mich zum Sport aufzuraffen oder meine Freundinnen anzurufen, wodurch es mir dann tatsächlich besser geht. Außerdem machen sie es zu einem spielerischen Forschungsprojekt, meine eigenen Emotionen zu dekodieren.

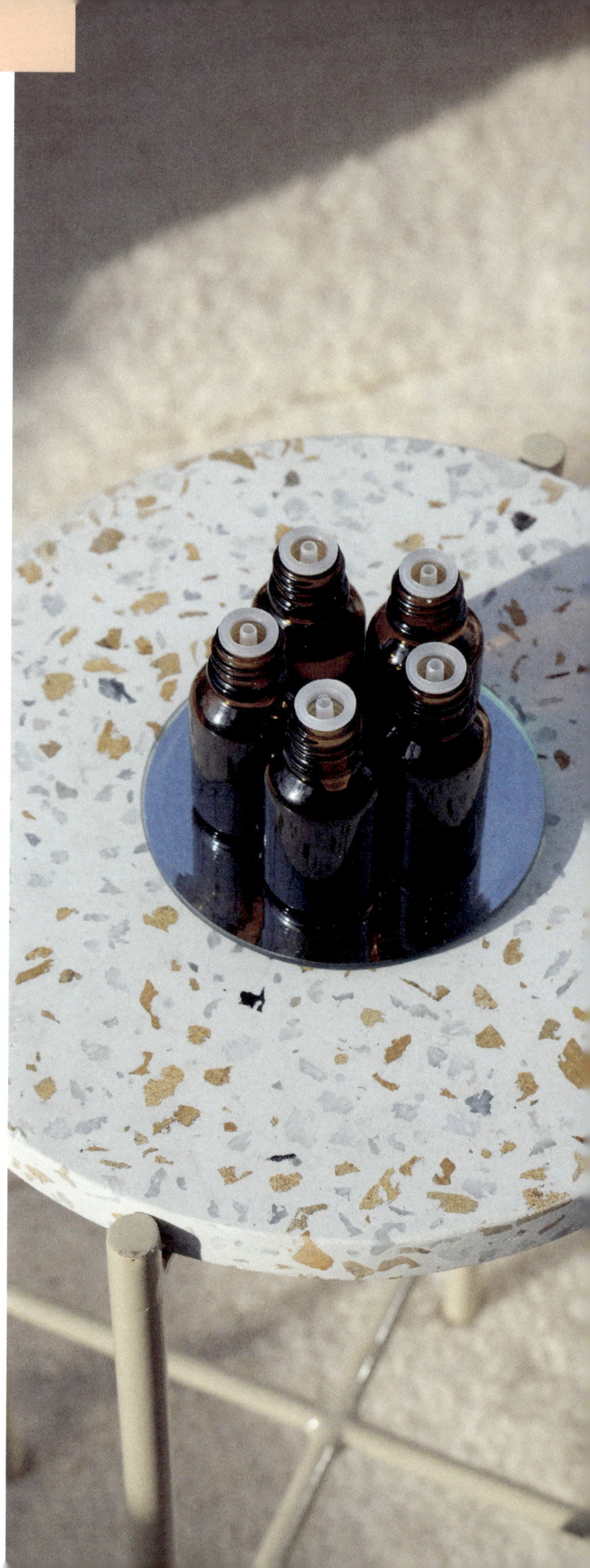

Indem ich schnuppere, welches Öl mir in welcher Situation guttut, erkenne ich nicht nur Muster und werde mir immer wieder bewusst darüber, dass Gefühle genauso flüchtig sind wie der zarte Duft von ätherischen Ölen. Die Öle haben mir auch über die letzten Jahre das große Spektrum an Emotionen gezeigt, das wir fühlen können.

Lange habe ich meine Emotionen nur darin unterschieden, ob ich sie als „gut" oder „schlecht" empfand. Mittlerweile kann ich sie einfacher aufschlüsseln und feststellen, ob ich mich nach Trost, Beruhigung, Geborgenheit oder Aufheiterung sehne oder zum Beispiel weine, weil ich wütend, überfordert oder traurig bin. Dann suche ich ein Öl aus, das mich in meiner Gefühlslage positiv unterstützt. Klar ist dadurch die Situation nicht plötzlich eine andere. Liebeskummer ist weiterhin Liebeskummer (leider) und das Patriarchat und die vielfältige soziale Ungleichheit sind nicht magisch verschwunden, aber in meinem System wird die Emotion anerkannt, benannt und mit einem wunderschönen Duft begleitet. **Was ist mehr Selfcare**, als auf deine emotionalen und körperlichen Bedürfnisse zu hören, sie anzuerkennen und wertzuschätzen?

Genau aus diesem Grund teilte ich diese kleinen Erkenntnisse, die für mich und meine Beziehung zu mir selbst echte Gamechanger waren, ziemlich schnell mit meinen Freundinnen und meiner Schwester. Sie ermutigten mich dazu, meine Erfahrungen und mein Wissen in Workshops zu teilen. Gesagt, getan: Seit fünf Jahren gebe ich nun regelmäßig Workshops zu ätherischen Ölen und ihrer Verbindung zu unseren Emotionen.

Meine liebsten Rezepte und Öle von Homeoffice, über PMS-Beschwerden bis Liebeskummer teile ich jetzt gesammelt in diesem Buch mit dir.

Viel Spaß beim Schnuppern und Ausprobieren!

It's all happening!
Love, Hannah

ÜBER DIESES BUCH

So easy die Arbeit mit ätherischen Ölen eigentlich ist, so kompliziert habe ich mit ihr begonnen. Denn genau bei den wichtigen Grundlagen und den einzelnen Ölen fehlte mir das Wissen. Damit du aber direkt loslegen kannst, findest du in diesem Handbuch alle wichtigen Basics der Aromatherapie. Außerdem bekommst du einen Überblick über die meistgenutzten Öle und ihre Einsatzbereiche und kannst vor allem einen Haufen an praktischen DIY-Rezepten und Anleitungen für verschiedenste Lebensbereiche und Bedürfnisse entdecken.

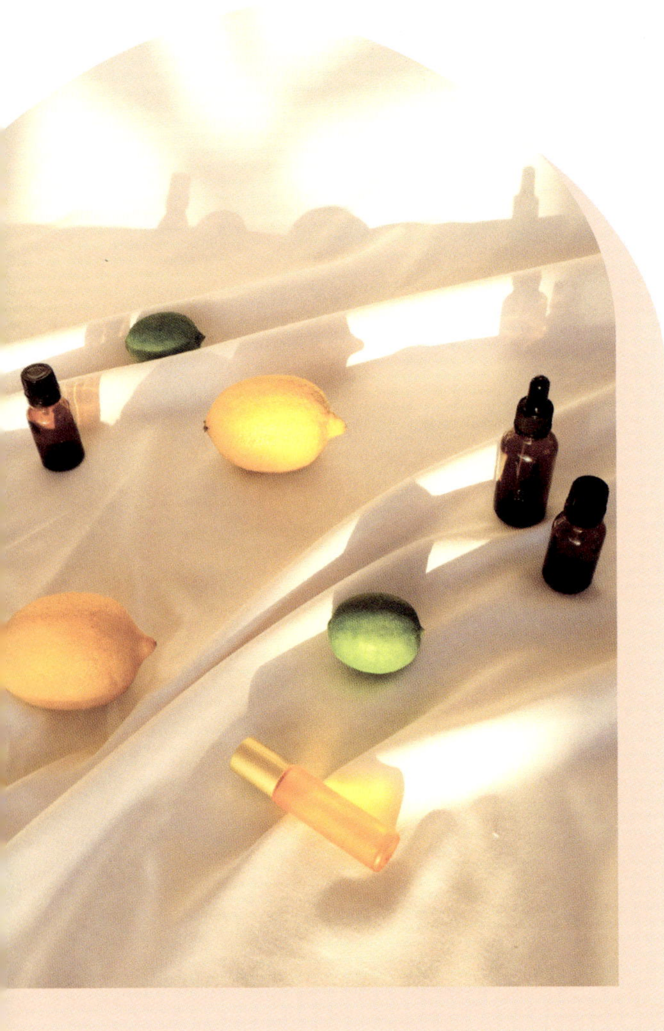

Ich möchte dich in diesem Buch dazu ermutigen, zu experimentieren, auf deinen Körper und dein Bauchgefühl zu hören und deiner Selbstfürsorge neugierig und spielerisch mehr Raum in deinem Alltag zu schenken. Die Rezepte und Tipps können natürlich 1:1 von dir umgesetzt werden, bieten aber auch die perfekte Grundlage, um deine eigenen Rezepte und Rituale zu entwickeln. In allen Bereichen ist es mir wichtig, dass der Einsatz der ätherischen Öle ein **einfacher Ersatz oder eine easy Ergänzung** für deinen Alltag wird und kein weiterer Stressfaktor, den du unbedingt unterbringen möchtest. Von der morgendlichen Dusche über die Hausapotheke bis hin zum To-do-Listen-Schreiben – es gibt viele Einsatzmöglichkeiten für die geballte Pflanzenpower, und du entscheidest, wo sie gerade gebraucht wird.

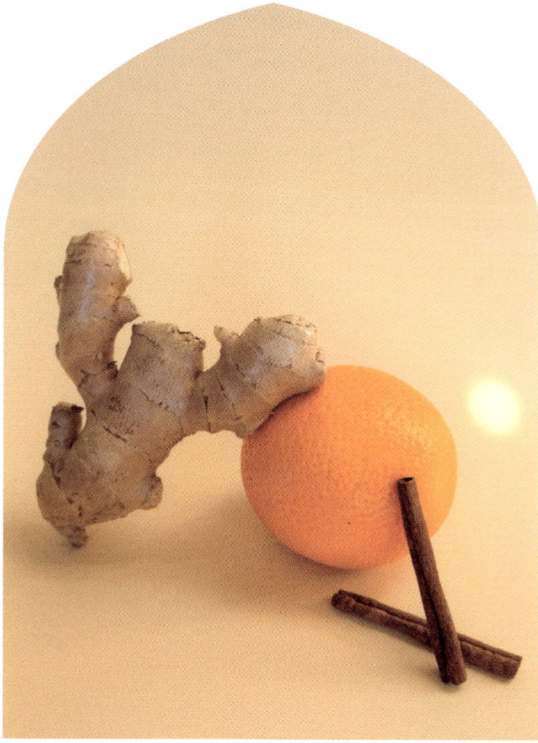

In den folgenden Kapiteln habe ich alles zusammengetragen, was ich in den letzten Jahren aus Workshops, Büchern, Artikeln und vor allem meiner eigenen Erfahrung und der meiner Workshop-Teilnehmerinnen gelernt habe. Meine Intention beim Schreiben dieses Buches war ganz einfach, das Buch zu machen, das ich mir selbst zum Einstieg gewünscht hätte. Ich hoffe sehr, dass es dich inspiriert, deine Fragen beantwortet und dich vor allem erkennen lässt, **wie empowernd und selbstwirksam** du deinen Alltag gestalten und dich dabei selbst immer besser kennenlernen kannst.

Hinweis

In diesem Buch gebe ich dir einen Überblick, worauf du beim Kauf von ätherischen Ölen achten solltest und was auf einem Etikett stehen sollte (und was nicht unbedingt). Seitdem Aromatherapie immer mehr gehypt wird, gibt es mehr und mehr Anbieter auf dem Markt, die sich in ihrer Qualität und Nachhaltigkeit, aber auch in der Art ihrer Werbung, ihres Vertriebs und ihren Preisen stark unterscheiden. Ich persönlich bin bei der Auswahl meiner Öle vor allem meiner Nase und den Empfehlungen meines Umfelds gefolgt und habe in den ersten Jahren vor allem mit Ölen einer der beiden großen amerikanischen Marken gearbeitet. Von ihrer Qualität bin ich bis heute begeistert, doch ihr Vertriebssystem, Marketing und ihre Nachhaltigkeitsbemühungen entsprechen nicht meinen Werten, weshalb ich meine ätherischen Öle heute ausschließlich bei kleineren, lokalen Herstellern kaufe. Da der Markt sich ständig weiterentwickelt und ich natürlich hoffe, dass du dieses Buch viele Jahre nutzen wirst, habe ich mich entschieden, nur die wichtigen Kriterien zur Orientierung und keine Hersteller zu empfehlen.

WARUM ICH ÄTHERISCHE ÖLE SO LIEBE

Es gibt viele Gründe, warum ich Düfte so liebe. Ich mag einfach, dass sie einerseits so zart, elegant und unbemerkt wirken und uns gleichzeitig innerhalb weniger Sekunden komplett aus den Gedanken reißen, überwältigen und anders fühlen lassen können. Sie inspirieren, provozieren, beeinflussen unser Handeln, Denken und Fühlen und sind dabei so flüchtig.

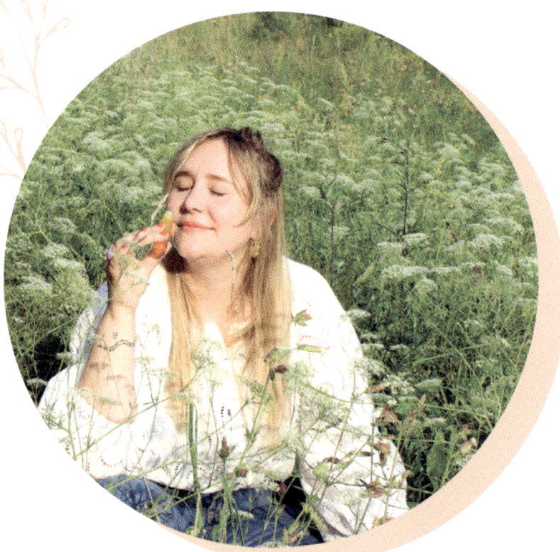

Wenn wir uns mit unserem Geruchssinn und der Wirkung von Düften auseinandersetzen, kann das extrem empowernd sein. Denn wir lernen unsere eigenen Gefühle und Reaktionen besser kennen. Wir können Emotionen, die uns sonst überrumpeln und unkontrollierbar erscheinen, bewusst erforschen, Zusammenhänge erkennen, sie sogar gezielt beeinflussen, unterstützen oder ihnen entgegenwirken. **Ziemlich stark, oder?**

Außerdem sind Düfte, wenn wir mal ehrlich sind, am nächsten dran am Zeitreisen. Wenn es irgendwo frisch geputzt nach Chlor riecht, werde ich innerhalb von wenigen Sekunden ins Hallenbad gebeamt, wohin ich als Kind zum Schwimmkurs ging oder als Teenager meinem ersten Freund beim Wasserball zuschaute. Beim Duft von Orangenblüten fliege ich ins warme Marokko, und wenn ich Sonne auf der Haut spüre und frischen Kaffee rieche, stehe ich vor einem Sommerhaus auf einer schwedischen Schäreninsel. Klar, kann ich mich an diese Situationen auch so erinnern, wie ich es gerade beim Schreiben tue, aber ich sehe nur die Situationen, das Gefühl fehlt. Das Gefühl knipst sich aber sofort an, wenn der passende Geruch dazukommt. Ziemlich abgefahren.

Es gibt so viele verschiedene Düfte und ätherische Öle, und auch wenn bei dir einige Gerüche bereits an Erinnerungen geknüpft sind, gibt es noch unzählige, an die du neue Erinnerungen knüpfen kannst. So werden deine Öle mit der Zeit zu deinen Verbündeten. Schnell reicht ein bisschen Schnuppern und du kannst dich entspannen, deine PMS-bedingte Gereiztheit zähmen oder vor einem ersten Date dein Selbstbewusstsein boosten.

So oft habe ich schon versucht, mich durch reine Gedankenkraft von Gefühlen der Angst oder Überforderung zu befreien. Das hat allerdings in der Regel nie geklappt, weil der Körper und das Nervensystem nicht mit einbezogen wurden. Mit Düften klappt es dafür sofort. Zack – ist ein neuer Gedanke oder ein neues Gefühl da, und ich kann mich neu sortieren. Aus diesem Grund eignet sich Aromatherapie perfekt für deine individuelle Selfcare. Denn durch den **starken und unmittelbaren Effekt**, den Aromen auf unser System haben, bringen sie dich immer in den Moment.

Ätherische Öle lassen sich außerdem mit all deinen anderen **Selfcare-Ritualen**, wie Yoga, Meditation, Schaumbäder oder auch Gilmore Girls-Gucken, kombinieren. Wenn du noch keine eigenen Selfcare-Aktivitäten hast, ist das auch kein Problem. Denn erstens stelle ich dir in diesem Buch ein paar Rituale vor, die du einfach ausprobieren kannst, und zweitens lässt sich Aromatherapie auch mit alltäglichen Dingen kombinieren, die vielleicht nicht zu deiner (bewussten) Selfcare zählen und sich so schwupsdiwups in Momente der Selbstfürsorge verwandeln.

Das Beste an ätherischen Ölen ist, dass sie klein und handlich sind, sich überallhin mitnehmen lassen und es das passende Öl für sehr viele Beschwerden, Emotionen und Aktivitäten gibt. Du kannst mit ihnen also ganz einfach und selbstbestimmt deinen Alltag beduften. So wie du je nach Stimmung, Mission oder Situation die passenden Teile für ein Outfit aussuchst, so kannst du dir mit dem Wissen aus diesem Buch ab jetzt auch ganz individuell deine eigenen Duftmischungen zusammenstellen. Die Mischungen können deine Ängste verringern, dein Selbstbewusstsein stärken, deine Rückenschmerzen lindern oder dein Gegenüber bezirzen – **und dich vor allem auf deiner Reise zu dir selbst begleiten.**

FÜR WEN SIND ÄTHERISCHE ÖLE GEEIGNET?

Meiner Meinung nach eignen sich ätherische Öle für alle. Klar, ein ganz wesentlicher Bestandteil der Arbeit mit ätherischen Ölen ist, dass du ihr Aroma riechen kannst. Doch selbst wenn dein Geruchssinn aus irgendeinem Grund beeinträchtigt sein sollte, kannst du auf körperlicher und energetischer Ebene stark von ihnen profitieren.

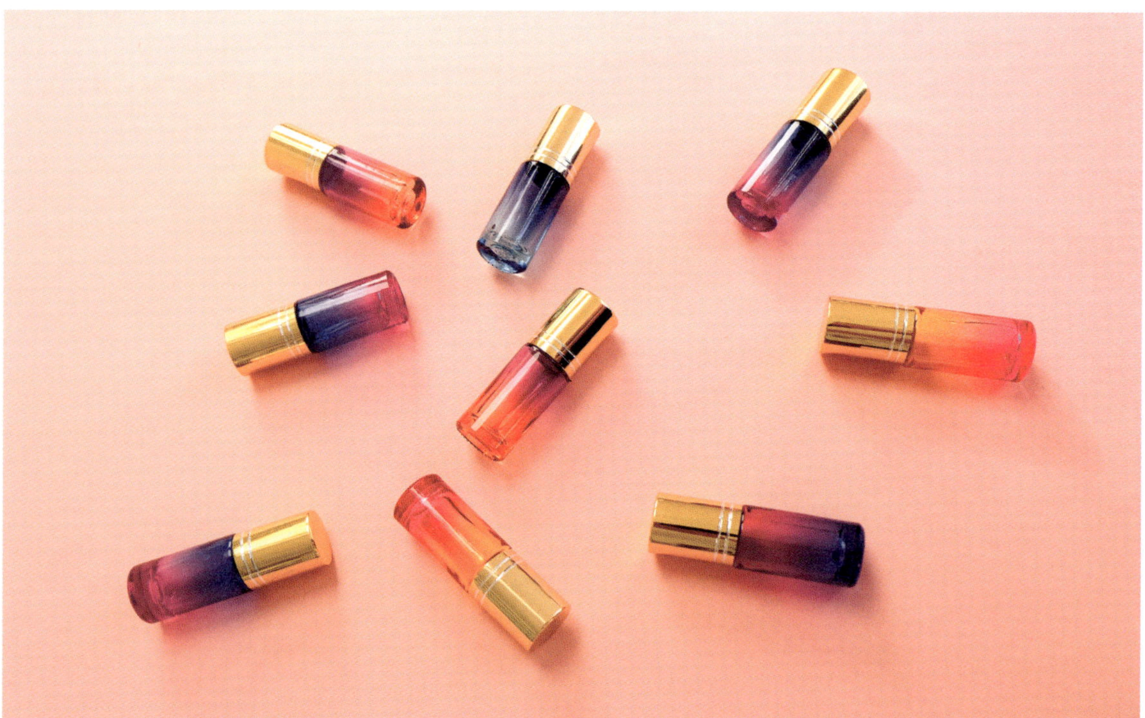

Ich würde sagen, dass ätherische Öle sicher etwas für dich und deine Selfcare-Praxis sind, wenn du:

- mit Stimmungsschwankungen zu kämpfen hast
- an Müdigkeit, Brain Fog oder Motivationslosigkeit leidest
- Schlafstörungen, PMS, depressive Verstimmungen, Überforderung, Liebeskummer, Trauer, Wut, Nervosität oder Stress kennst
- im Homeoffice arbeitest
- deine Emotionen besser verstehen möchtest
- an natürlichen Alternativen und Hausmitteln interessiert bist
- dich für Düfte und Parfums begeistern kannst
- dich unabhängiger, selbstwirksamer und empowert fühlen möchtest
- nach easy umsetzbaren Selfcare-Ideen suchst

Trifft etwas davon auf dich zu?
Perfekt! Dann viel Spaß beim Weiterlesen.

Hinweis

Wenn du weißt, dass du besonders empfindlich bist, du Vorerkrankungen hast oder schwanger bist, solltest du dich vor der Anwendung von ätherischen Ölen immer noch einmal individuell beraten lassen. Auch vor dem Einsatz von Aromatherapie bei Kindern oder älteren Menschen solltest du dich konkret informieren.

Ätherische Öle feiern dank der großen Bedeutung, die mentaler und körperlicher Gesundheit sowie Selfcare aktuell entgegengebracht werden, ein Revival. Immer mehr Hersteller beschäftigen sich mit der Produktion dieser kostbaren Essenzen. Sie finden Anwendung in den verschiedensten Lebensbereichen - in der Naturkosmetik, in Yogastudios, Altenheimen und in den eigenen vier Wänden. Das Wissen über natürliche Düfte und ihre Wirkung auf unser Wohlbefinden ist fast so alt wie die Menschheit selbst, und so gibt es einige wissenswerte und wichtige Grundlagen, bevor du mit der Aromatherapie startest.

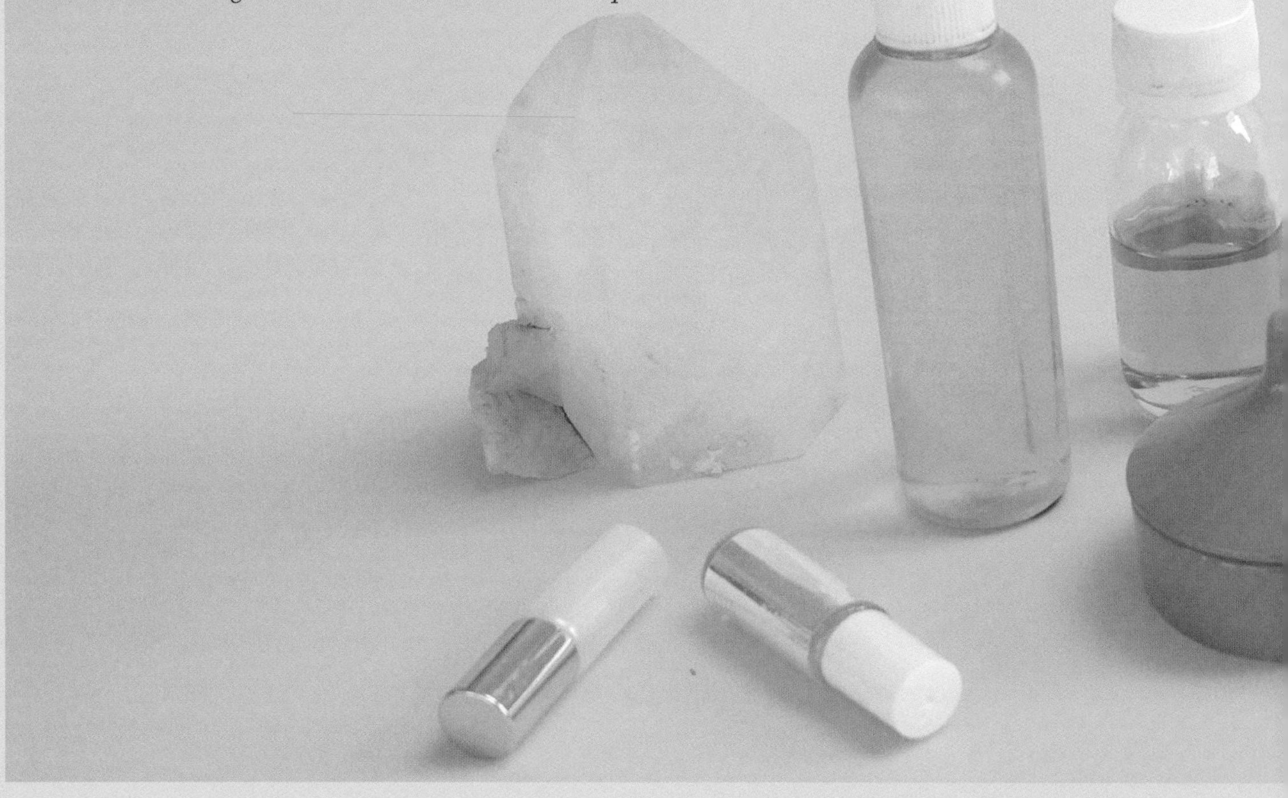

KAPITEL 1

Essentials

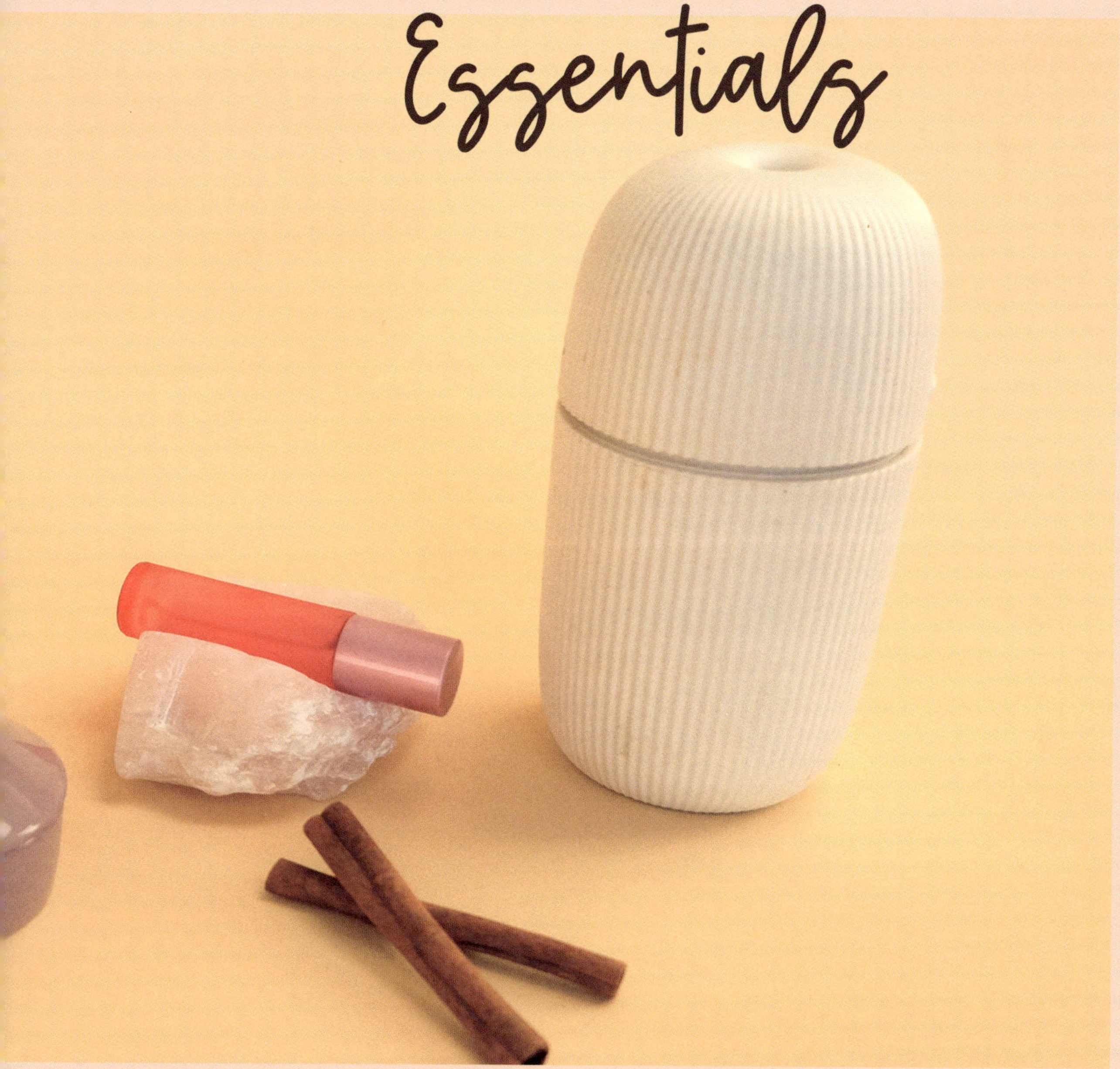

Grundlagen der Aromatherapie

ES WAR EINMAL …

Aromatherapie von Kleopatra bis Gwyneth Paltrow

- **Bereits vor 7000 Jahren** wurden in China Überlieferungen nach Speisen und Getränke mit Rosen- und Myrte-Essenzen aromatisiert.
- Im alten Ägypten oder auch in der germanischen Tradition der Rauhnächte wurde das Räuchern von Weihrauch und anderer Harze genutzt, um Bitten und Gebete „per fumum" (mittels Rauch) an die guten Geister und Götter zu übersenden und böse Geister abzuhalten. **Daher stammt auch der Begriff „Parfum".** Generell hat das Räuchern von verschiedenen Harzen, Hölzern und Kräutern in vielen Kulturen eine lange Tradition. Weihrauch wurde und wird auch heute noch besonders gern im spirituellen oder religiösen Kontext eingesetzt, bei Gottesdiensten, in Tempeln, auf Schreinen oder bei Ritualen.
- Die ersten Aufzeichnungen über die heilenden Kräfte natürlicher Düfte sind bereits um die 5000 Jahre alt. **Besonders einige starke Frauen machten sich die Naturdüfte zu eigen.**
- **Kleopatra**, von der uns schon bekannt ist, dass sie nicht nur eine badass Powerfrau, sondern auch eine Meisterin der Selfcare war, die täglich in Esels- und Stutenmilch badete, ließ die Segel ihres Schiffes mit den Pflanzenauszügen von Rosen- und Jasminblüten tränken, um den Feldherrn Marc Antonius um den Finger zu wickeln. Empfing Kleopatra ihn in ihrem Gemach, bedeckte sie den Boden ihres Zimmers mit Rosenblüten. Darüber hinaus waren im alten Ägypten Duftstoffe ein wichtiger Bestandteil des Totenkults und kostbarer als Silber und Gold.
- **Pythia,** Orakelpriesterin im antiken Griechenland, vor allem bekannt als das Orakel von Delphi, nutzte vor 3000 Jahren Naturdüfte und verriet ihre verheißungsvollen Vorhersagen, für die sie sich in Trance begab, unter Schwaden von Weihrauch und Zeder.
- **Die römische Prinzessin Nerola** benetzte ihre Handschuhe mit sinnlich duftenden Orangenblüten. Aus diesem Grund wird das Öl der Orangenblüten, das ihr Signature Scent, also ihr Markenzeichenduft, war, Neroli genannt.
- Im alten Rom etablierte sich ca. 300 n. Chr. eine starke Badekultur, bei der Rosendüfte und andere sinnliche Aromen eine große Rolle spielten.
- Im Bereich der indischen Heilkunst **Ayurveda** gibt es Aufzeichnungen von etwa 500 n. Chr., in denen die heilenden Wirkungen verschiedener ätherischer Öle angeführt wurden.

- Im 16. Jahrhundert brachte **Katharina von Medici** die Parfümerie nach Frankreich, wo ätherische Öle, wie beispielsweise das Lavendelöl in Kombination mit Ammoniak, in Riechsalz und Riechfläschchen bei Hofe bis ins 19. Jahrhundert angewendet wurden, um der Ohnmacht, die durch das Tragen eines Korsetts bestand, entgegenzuwirken.
  Zur gleichen Zeit ließ auch **Königin Elisabeth I. von England** in ihrem Palast so ziemlich alles beduften, von Tapeten bis hin zu Möbeln.
- Anfang des 20. Jahrhunderts untersuchten der französische Chemiker und Parfümeur **René-Maurice Gattefossé** und zeitgleich der italienische Osmotherapeut **Paolo Rovesti** die Wirkung von Naturdüften auf die menschliche Psyche. Sie waren somit die Pioniere der heutigen Aromatherapie. In den 1950er-Jahren setzte der Arzt **Jean Valnet** diese Arbeit fort, und in den 1960er-Jahren wurde erstmals wissenschaftlich nachgewiesen, dass die biochemischen Inhaltsstoffe von ätherischen Ölen antibakterielle, antivirale, fungizide und raumdesinfizierende Eigenschaften haben. Zu jener Zeit tauchte auch endlich wieder eine namhafte Frau in der Erforschung von ätherischen Ölen auf: **Marguerite Maury**, eine englische Biochemikerin, untersuchte, wie sich ätherische Öle zur Verbesserung der Haut und zur Linderung von Verspannungen einsetzen lassen, und gewann dafür gleich zwei wichtige Forschungspreise.
- In den letzten Jahren war der Mediziner und Biologe **Hanns Hatt** von der Ruhr-Universität Bochum einer der führenden Geruchsforscher in Deutschland. Er hat beispielsweise herausgefunden, dass die meisten von uns in der Regel etwa 25 bis 30 Düfte bewusst zuordnen können, wobei das Potenzial des menschlichen Geruchssinns bei ca. 3000 Düften liegt. Bei Sommeliers sind es in etwa 120 bis 150 und bei angehenden Parfümeur*innen 350 bis 500 Düfte.
  Die Arbeit mit ätherischen Ölen und das bewusste Riechen können unsere Nasen also trainieren. Dass Düfte uns aktivieren oder beruhigen, einen Einfluss auf unsere Kreativität, Aufmerksamkeit und unser Wohlbefinden haben und Erinnerungen an vergangene Situationen wecken können, konnte er ebenfalls wissenschaftlich belegen.
- Kein Wunder also, dass die Aromatherapie immer weiter erforscht und genutzt wird und in den letzten 7000 Jahren nicht aus der Mode gekommen ist. Eher im Gegenteil. Anstatt wie Kleopatra die Segel ihres Schiffes zu beduften, launchte die Wellnessunternehmerin und Schauspielerin **Gwyneth Paltrow** 2020 sogar eine Duftkerze mit dem provokanten Namen „Smells Like My Vagina" und setzte damit ein feministisches Statement. Aromatherapie ist also bis heute ein erfolgreiches Tool zum **Self-Empowerment** und für die **ganzheitliche Selfcare.**

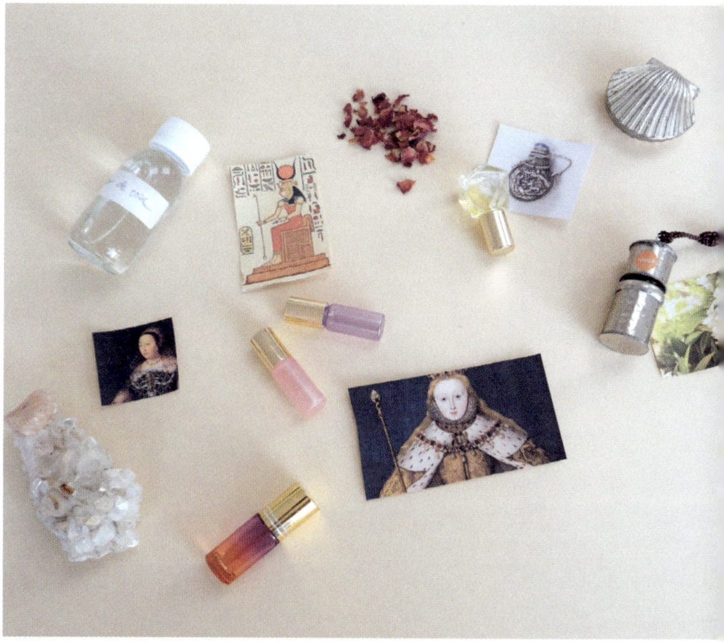

SELFCARE, WAS IST DAS EIGENTLICH?

Woran denkst du beim Begriff Selfcare? An fancy Schaumbäder und #gönndir-Hashtags auf Social Media, an Werbeslogans großer Kosmetikmarken oder Yoga-Retreats?

Der so wichtige Begriff Selfcare ist in den letzten Jahren oft als Werbemittel für teuren Luxus und oberflächliche Wellness gebraucht worden. Doch ursprünglich tauchte die Idee bereits in den 1960er- und 1970er-Jahren auf. Damals legten Ärzt*innen und Wissenschaftler*innen Menschen mit stressigen Jobs wie Sozialarbeiter*innen, Ersthelfer*innen oder Feuerwehrleuten Selbstfürsorge ans Herz, um psychische Herausforderungen besser verkraften zu können.

Zur gleichen Zeit machten auch Schwarze Aktivist*innen des afroamerikanischen *Civil Rights Movement* auf die Wichtigkeit von Selfcare aufmerksam. Ihnen ging es dabei um Menschen, die von Rassismus, Armut oder anderen Arten der Unterdrückung und Diskriminierung betroffen sind. Sich um die eigene mentale und körperliche Gesundheit zu kümmern, macht uns stärker und ist in sich schon ein erster Schritt der Selbstermächtigung und des Widerstands.

Ich finde es daher wichtig, dass wir uns klarmachen, woher dieser Begriff stammt. Gleichzeitig möchte ich dich dazu ermutigen, zu hinterfragen, wie er verwendet wird und vor allem wie du ihn verwenden und leben möchtest. Lass dich bei deinen Ritualen und Selfcare-Praktiken von diesem Gedanken leiten, mach dir bewusst, was du mit ihnen bewirken möchtest und wie sie dich stärken, befreien oder nähren. Wenn du krampfhaft versuchst, durch Sport abzunehmen oder dich ganzheitlich gesund zu ernähren, du damit aber nur Selbsthass schürst und vor lauter Verboten im Selbstoptimierungsstress untergehst, dann hat das wenig mit Selfcare zu tun. Wenn du dagegen ab und zu einen Abend mit Comfortfood und deiner Lieblingsserie auf der Couch verbringst und dich danach ausgeglichen und erfrischt fühlst, dann kann das ein Akt der Selbstfürsorge sein.

Du kannst mit den Rezepten und Ideen in diesem Buch nach deinem Geschmack experimentieren und dir immer wieder bewusst machen, wie sie dich persönlich empowern können. Als *weiße*, **privilegierte cis-Frau** waren mir viele meiner alltäglichen Diskrimierungen und Benachteiligungen (weil ich eine Frau bin) lange Zeit gar nicht so bewusst. Ich fand es aufgrund meiner zahlreichen Privilegien anmaßend, mich nicht mit der Ist-Situation zufrieden zu geben, da es mir ja so viel besser geht als vielen anderen. Doch dadurch ignorierte oder akzeptierte ich viele meiner belastenden Emotionen und körperlichen Symptome – bis ich ins Burn-out rutschte.

Meine Erfahrung mit den ätherischen Ölen hat mein Verhältnis zu meinem Körper und meiner mentalen Gesundheit stark verändert. Sie hat mich darauf gestoßen, dass, auch wenn wir noch immer in einem Gesundheitssystem leben, das Frauen und Frauenkrankheiten selten ernst nimmt, meine Beschwerden dennoch real sind und es sogar Linderung gibt. Meine PMS-Beschwerden und Endometriose sind natürlich durch die ätherischen Öle nicht magisch verschwunden, die Düfte helfen mir aber dabei, sie zu lindern und zu navigieren. Meine Panikattacken, die mich jahrelang täglich quälten, melden sich mittlerweile nur ein paar Mal im Jahr, und ich habe dank der Öle gelernt, ihnen gelassener zu begegnen. Die Angst vor der Angst ist geschrumpft, und all die Emotionen, für die ich mich jahrelang schämte, weil ich dachte, ich sei zu viel, zu sensibel, zu dramatisch, haben ihren eigenen Duft in meiner Sammlung, mit dem ich sie anerkenne und durch mich hindurchfließen lasse.

Deine Selfcare mit ätherischen Ölen muss keine fancy Massage sein. Es kann auch ein kleiner Tropfen Lavendelöl sein, der dir dabei hilft, einzuschlafen, um am nächsten Morgen ausgeruht und in deiner Kraft zu sein, um schlagfertig Contra zu bieten oder dich für Schwächere einzusetzen. Ätherische Öle können dir dabei helfen, deine eigenen Grenzen und Bedürfnisse besser wahrzunehmen und zu kommunizieren. Sie können viele deiner körperlichen Beschwerden lindern, damit du die Kraft hast, für dich und andere da zu sein.

Das ist Selfcare.

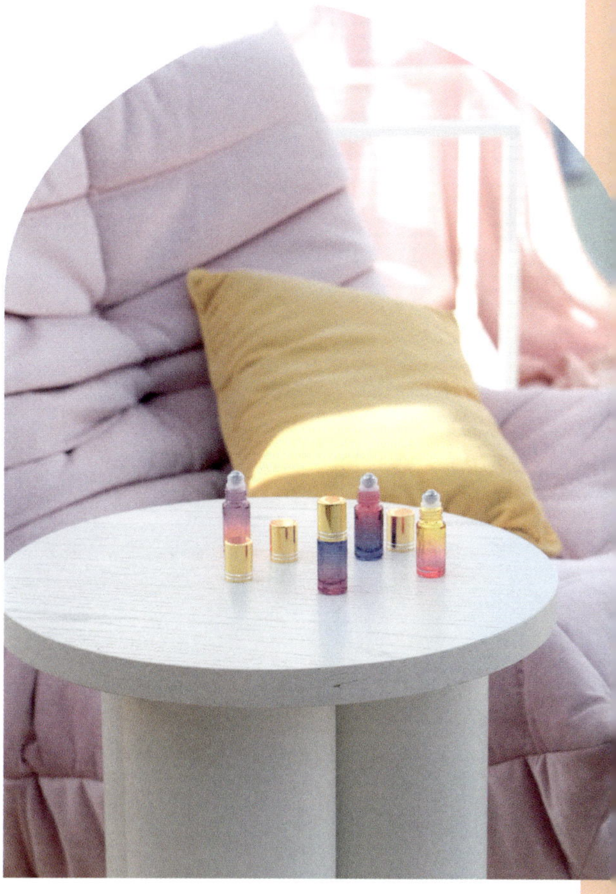

BUZZWORD AROMATHERAPIE: **WAS IST DAS?**

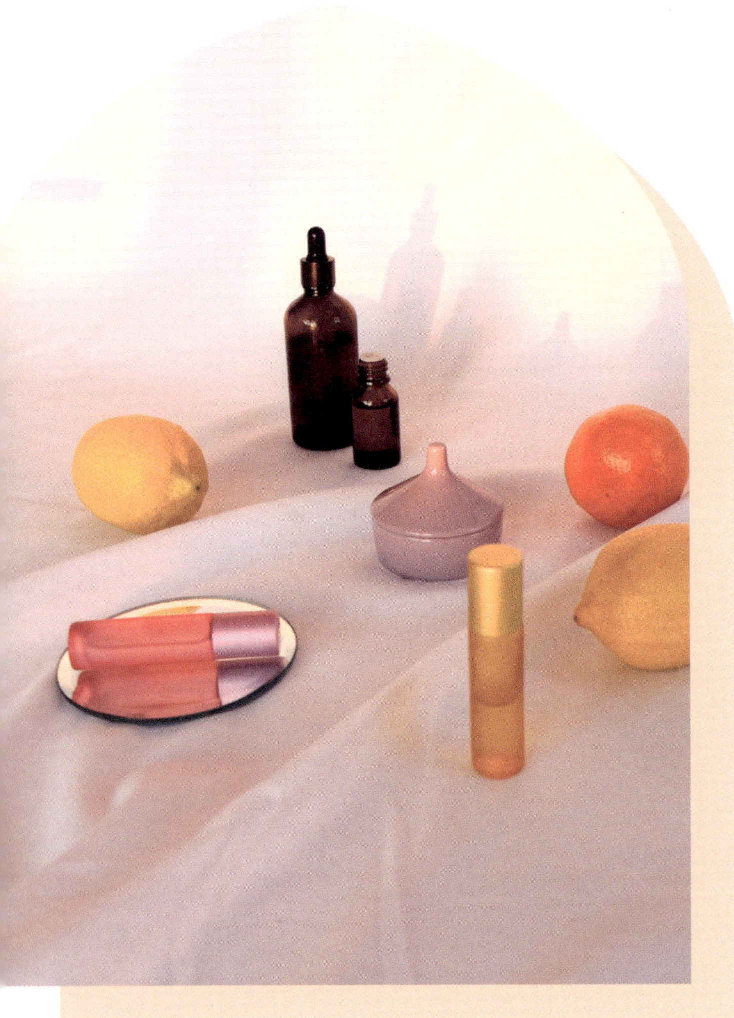

Obwohl der Begriff **Aromatherapie** besonders häufig im Wellnessbereich verwendet wird, bezeichnet er streng genommen die medizinisch-therapeutische Anwendung von ätherischen Ölen, wie sie von Ärzt*innen, Heilpraktiker*innen und Hebammen ausgeführt wird. Im Allgemeinen finden wir aber mittlerweile die Arbeit mit ätherischen Ölen in allen möglichen Lebensbereichen, wie eben im Wellnessbereich, bei der Altenpflege, Raumbeduftung oder in Selfcare-Ritualen. Das bedeutet, wann immer du ätherische Öle zur Stimulation von Psyche und/oder Körper einsetzt, wendest du Aromatherapie an. Das kannst du entweder in Begleitung einer anderen Anwendung, wie einem Bad, einer Massage, einem Saunagang, einer Meditation oder Sonstigem, machen. Oder du setzt die Aromatherapie für sich genommen ein, indem du dich nur darauf konzentrierst, an einem Öl zu riechen, es im Raum zu vernebeln, dir auf die Haut aufzutragen oder Ähnliches.

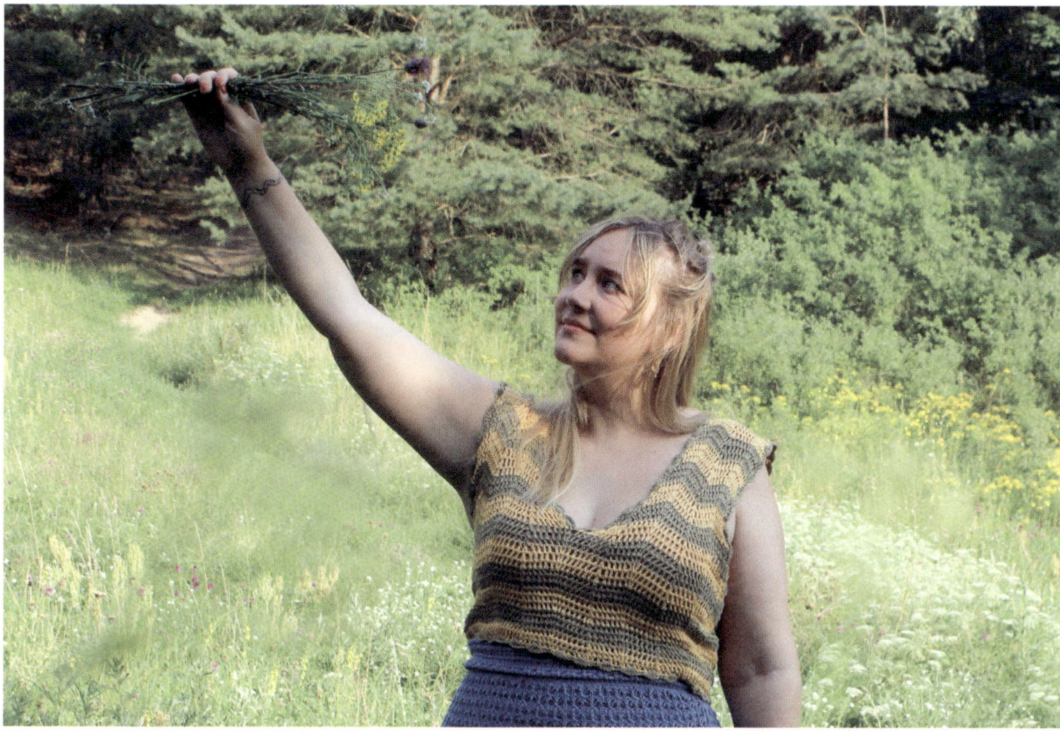

Was ich am Begriff Aromatherapie so mag, ist, dass das bezeichnende Wort **„Therapie"** darin enthalten ist. Falls du schon mal eine andere Art von Therapie gemacht hast, wie eine Psychotherapie, eine Physiotherapie oder Sprachtherapie, dann weißt du aus eigener Erfahrung vermutlich nur allzu gut, dass eine Therapie meist über einen längeren Zeitraum läuft und wir uns komplett darauf einlassen müssen, um mit der Zeit wirkliche Veränderungen und Heilung zu erfahren. Die Fortschritte zwischen den Therapiesitzungen sind meist subtil, doch eines Tages merkst du, wie sehr du an dir, deinen Rückenschmerzen, deinen Ängsten oder Ähnlichem gearbeitet hast und daran gewachsen bist. So sehe ich auch die Aromatherapie, denn sie wird dir die größten Erfolge zeigen, wenn du dich committest und ihr **über einen längeren Zeitraum** eine Chance und einen Raum in deinem Leben widmest. Es heißt also zu Recht Aromatherapie und nicht Aroma-Quickfix (obwohl, keine Sorge, viele der Öle und Rezepte, die du hier kennenlernen wirst, auch schon einen unmittelbaren Effekt zeigen werden).

NATURDÜFTE: WAS SIND ÄTHERISCHE ÖLE?

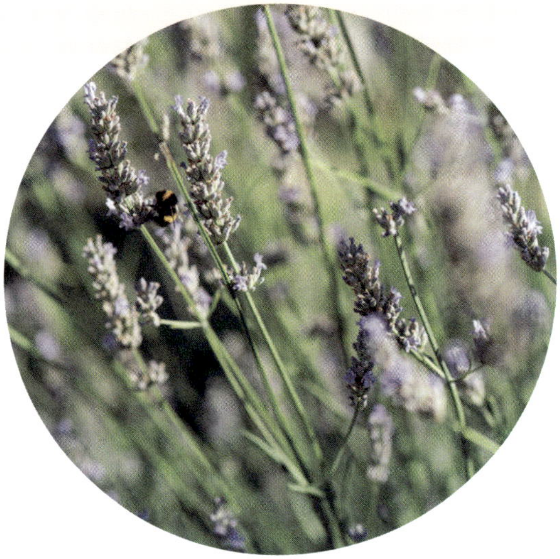

Ein ätherisches Öl ist die **Essenz einer Pflanze** und wird in sogenannten Öldrüsen der Pflanze gebildet. Als klitzekleine Öltropfen wirken sie als Hormone, Katalysatoren und Regulatoren für die jeweilige Pflanze. In verschiedenen Pflanzenteilen, wie Wurzeln (Vetiver), Harzen (Weihrauch), Fruchtschalen (Bergamotte), Blättern (Melisse), Früchten (Sternanis), Samen (Koriander), Rinden (Zimt) oder Blüten (Rose), wird das Öl als Stoffwechselprodukt gespeichert. Bei manchen Pflanzen können wir auch unterschiedlich duftende ätherische Öle beispielsweise aus den Samen und den Blättern gewinnen, wie es bei der Korianderpflanze der Fall ist, oder auch aus den Blüten (Neroli), Fruchtschalen (Orange) und Blättern sowie unreifen Früchten (Petitgrain) wie beim Bitterorangenbaum.

Als sogenannte Vielstoffgemische verfügen sie über eine komplexe Zusammensetzung einzigartiger Inhaltsstoffe, die wichtige Funktionen haben.

Das ätherische Öl macht den natürlichen Duft der Pflanze aus und verrät uns viel über ihr Wesen und auf welche Weise sie uns unterstützen kann. Im Duft einer Pflanze verbinden sich hochpotenzierte Wirkstoffe und Energien, die die Pflanze für ihr Wachstum und aus ihrer Umwelt aufgenommen hat.

Ätherische Öle schützen einerseits die Pflanzen vor Hitze, Bakterien, Pilzinfektionen, Viren oder Fressfeinden. Andererseits lockt der Duft bestimmter Pflanzen auch Nützlinge, wie Insekten oder Vögel, an, die die Samen verbreiten, Schädlinge fressen oder die Blüten bestäuben.

Nicht nur im Austausch mit der Umwelt und anderen Lebewesen spielen ätherische Öle eine große Rolle. Sie werden auch unter den Pflanzen für die **Kommunikation** eingesetzt. Die Schweizer Biologin und Chemikerin Florianne Koechlin ist Expertin im Bereich der Pflanzenkommunikation und spricht von etwa 2000 Pflanzenduftvokabeln, die von etwa 900 Pflanzenfamilien genutzt werden, um sich beispielsweise vor Fressfeinden zu warnen. **Ziemlich cool, oder?**

Zu den bekanntesten dieser „chemischen Wörter" zählen die sogenannten **Terpene**, von denen du vielleicht schon mal gehört hast. Diese findest du in ätherischen Ölen, und über sie treten Pflanzen auch mit uns Menschen in Verbindung. Das klingt vielleicht erst einmal ziemlich abstrakt – ein gutes Beispiel ist hier das **Waldbaden**, bei dem die Bäume positiv auf unseren Körper und unsere Psyche einwirken.

Schon gewusst?

Das Wort „ätherisch" stammt übrigens vom griechischen Wort „Aether", das für das Himmelreich oder den Sitz der Gött*innen steht. Es bedeutet so viel wie „himmlisch" oder „feinstofflich". Diese Qualitäten beschreiben ätherische Öle ganz gut, wie ich finde, denn sie duften nicht nur geradezu himmlisch, sie sind auch sehr flüchtig und verfliegen schnell.

MAGISCHES HANDWERK: WIE WERDEN ÄTHERISCHE ÖLE GEWONNEN?

Ätherische Öle werden abhängig von der jeweiligen Pflanze unterschiedlich extrahiert.

WASSERDAMPF-*destillation*

UND SO GEHT'S

Die **häufigste Methode** ist die Wasserdampfdestillation. Hierfür werden die Pflanzen in einem Behälter heißem Wasserdampf ausgesetzt, der die ätherischen Öle aus den Pflanzen herauslöst. Durch anschließende Abkühlung kondensiert der Dampf und hinterlässt ein Öl-Wasser-Gemisch, aus dem die ätherischen Öle abgeschöpft werden können. Auf diesem Weg werden in etwa 80 % aller ätherischen Öle gewonnen. Hierbei müssen Druck, Temperatur und die Dauer der Destillation genau auf das Öl ausgerichtet sein, damit das volle Aroma extrahiert werden kann. Aus etwa 160 Kilogramm Lavendel werden am Ende des aufwendigen Verfahrens nur etwa ein Kilogramm Lavendelöl. Bei Orangenblüten (Neroli) braucht man sogar 1500 Kilogramm der feinen Bitterorangenblüten für ein Kilogramm des kostbaren Öls, und bei einem Kilogramm Rosenöl sind es unglaubliche drei bis sechs Tonnen frischer Rosenblüten. Ein wertvolles Nebenprodukt der Wasserdampfdestillation sind die sogenannten Hydrolate (Pflanzenwässer), wie das Rosenwasser, das du sicher kennst. Diese Beiprodukte haben ebenfalls pflegende Eigenschaften und können zum Kochen oder für die Hautpflege eingesetzt werden.

KALTPRESSUNGS-*verfahren*

UND SO GEHT'S

Neben der Wasserdampfdestillation gibt es das Kaltpressungsverfahren, das bei **Zitrusölen** (auch Agrumenöle genannt), wie Zitrone, Bergamotte, Mandarine und Orange, eingesetzt wird. Die kleinen Öldrüsen in den Schalen von Zitrusfrüchten kannst du sogar mit bloßem Auge erkennen, genau diese werden durch ein schonendes Verfahren mit Wasser ausgepresst.

EXTRAKTE UND *Absolues*

UND SO GEHT'S

Ein paar natürliche Düfte wie Vanille, Tonka und Kakao werden mit Alkohol extrahiert. Sie werden dann **Extrakte** und nicht unbedingt ätherische Öle genannt. Bei manchen kostbaren Blüten wie Jasmin funktionieren weder die Wasserdampfdestillation noch die Alkoholextraktion, und so brauchen diese ein spezielles Lösungsverfahren. Hierfür kommen verschiedene Lösungsmittel wie Petrolether oder Hexan zum Einsatz, um ein salbenartiges „Concrete" zu produzieren, das sich dann erst mit Alkohol extrahieren lässt. Das Resultat wird als „Absolue" bezeichnet, was vom lateinischen Wort „solvere", was „lösen" bedeutet, stammt. Um ein Kilogramm Jasmin-Absolue zu gewinnen, werden unfassbare 8 Millionen frische Jasminblüten benötigt.

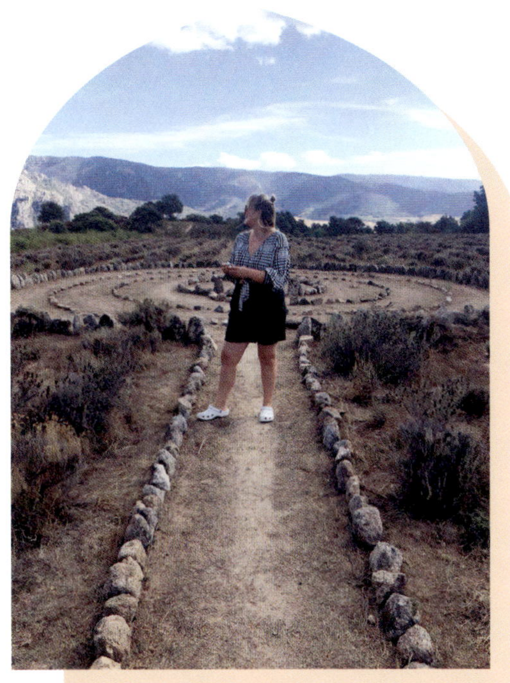

MIX & MATCH: WAS SIND TRÄGERÖLE?

Eigentlich ist der Begriff „Öl" bei ätherischen Ölen etwas missverständlich, denn bei Ölen denken wir vorrangig an fette Pflanzenöle, wie Sonnenblumenöl, Leinöl, Olivenöl, Mandelöl, Arganöl, Kokosöl, Jojobaöl oder Avocadoöl. Im Gegensatz dazu haben ätherische Öle deutlich kleinere und flüchtigere Moleküle und sind vor allem überhaupt nicht fettig.

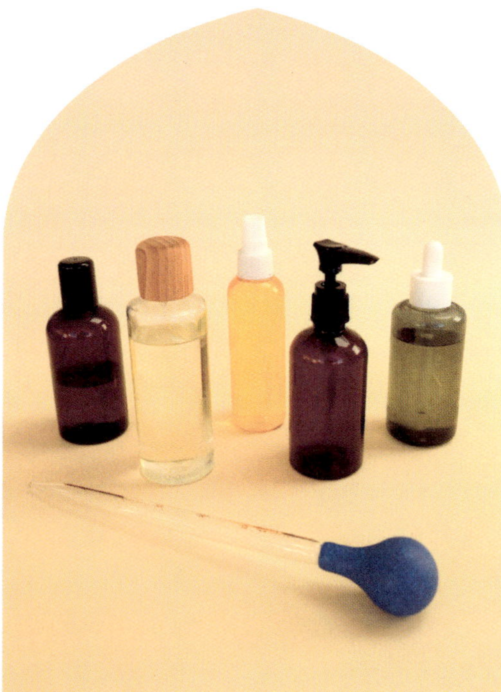

Dass ätherische Öle kein bisschen fettig sind, siehst du an diesem kleinen Experiment: Wenn du einen Tropfen naturreines, ätherisches Öl auf ein Blatt Papier gibst und ihn verdunsten lässt, wirst du sehen, dass kein Fettfleck zurückbleibt. Eine Verfärbung des Papiers ist allerdings durchaus möglich, denn ätherische Öle können gelblich, bräunlich, rötlich, bläulich oder farblos sein.

Obwohl sie nicht fett sind, sind ätherische Öle aber trotzdem **fett- und nicht wasserlöslich.** Deswegen eignen sie sich auch perfekt zum Mischen mit Ölen, die aus Nüssen, Samen, Kernen oder Bohnen gewonnen werden. Ich benutze hierfür am liebsten **fraktioniertes Kokosöl**, da es geruchlos ist, oder Mandel- oder Jojobaöl, das ich gern auf der Haut spüre. Welche fetten Öle du nutzt, kannst du ganz frei entscheiden. Beim Kauf solltest du dich am besten für native (also kalt gepresste) Öle entscheiden und auf die Qualität (am besten Bio) achten.

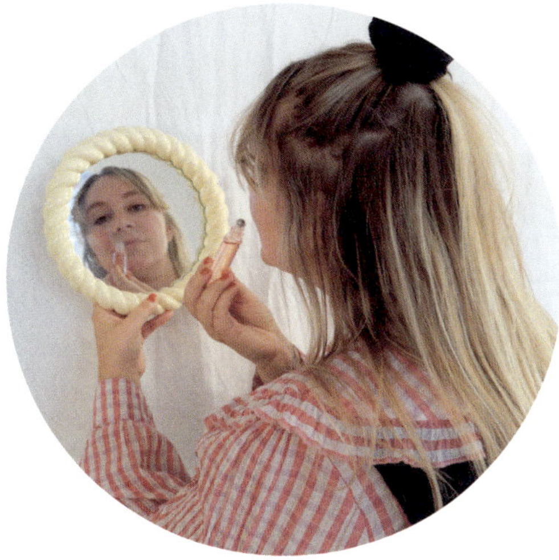

Der Vorteil des Mischens von ätherischen Ölen mit einem sogenannten Trägeröl oder Basisöl (also einem fetten Pflanzenöl) ist, dass die kleinen Duftmoleküle der ätherischen Öle so gebunden werden und langsamer verfliegen. Du hast also auf der Haut viel länger etwas von ihrem Duft und ihrer unterstützenden Wirkung. Außerdem lassen sich die ätherischen Öle so viel einfacher auf der Haut verteilen und sind verträglicher.

Gerade bei **sensibler Haut** sollten ätherische Öle reichlich verdünnt werden. Darauf gehe ich noch einmal genauer in dem Kapitel zum Thema Dilution ab Seite 42 ein. Die nativen Pflanzenöle sind den natürlichen Bestandteilen unseres Hautfetts sehr ähnlich und können deshalb besonders tief in diese eindringen. So können sie die unterstützenden ätherischen Öle ganz einfach in unsere Haut befördern und dabei gleichzeitig mit ihren pflegenden Eigenschaften den Stoffwechsel und die Zellregeneration anregen. Was für ein Dream-Team!

Quick-Tipp

Wenn du unterwegs mal kein Trägeröl, sondern nur dein ätherisches Öl dabei hast, aber dringend ein Massageöl für deine müden Füße oder verspannten Schultern zaubern willst, kannst du immer zum guten alten Olivenöl aus der Küche greifen.

KÖRPER, GEIST & SEELE: WIE WIRKEN ÄTHERISCHE ÖLE?

Ätherische Öle wirken gleichzeitig auf verschiedenen Ebenen auf unser System. Die konzentrierten Essenzen sind quasi alle ein mindestens 3-in-1-Paket.

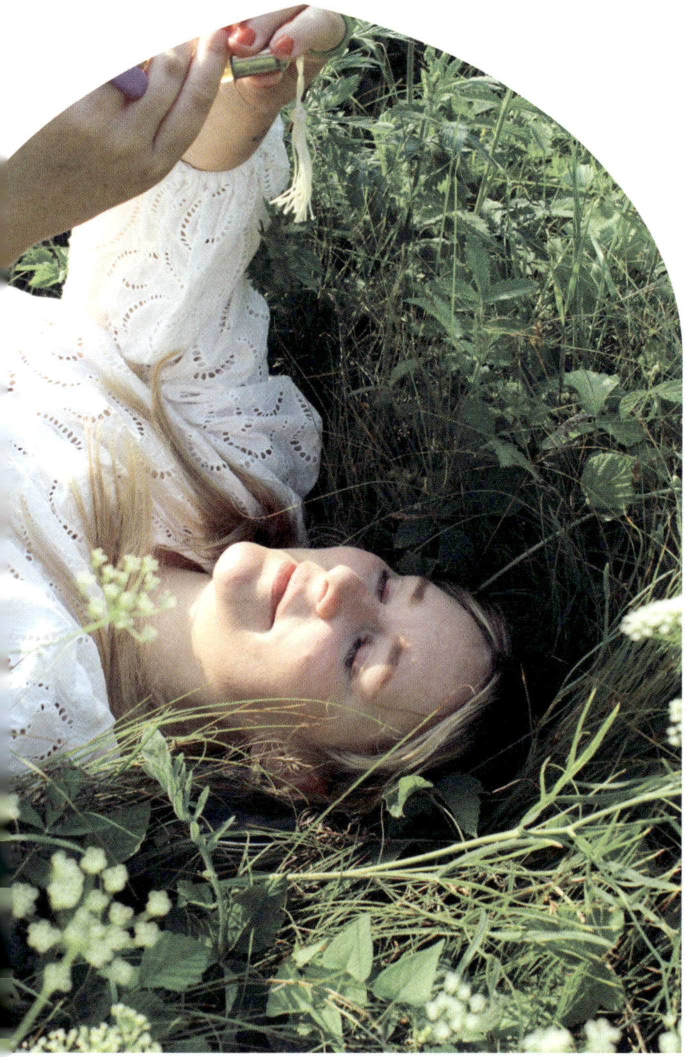

1. KÖRPERLICH

Am bekanntesten ist vermutlich die körperliche Wirkung ätherischer Öle. So hilft Teebaumöl bei Pickeln und Stichen, um die Haut zu beruhigen. Pfefferminzöl auf den Schläfen lindert Kopfschmerzen und Wintergrün wirkt krampflösend auf die Muskulatur und hilft so bei Verspannungen und Muskelkater. Die biochemischen Inhaltsstoffe, die in ätherischen Ölen enthalten sind, werden aktuell immer weiter erforscht. So konnte man feststellen, dass Öle wie Rosmarin und Zypresse den Blutkreislauf und den Lymphfluss stimulieren können und dass Lorbeer und Wacholder die Entgiftung anregen. Durch ihre antibakteriellen und antiviralen Eigenschaften, mit denen sich die Pflanzen selbst stärken und schützen, können sie auch unser menschliches Immunsystem stärken oder bei der Genesung unterstützen.

Tipp

> Trage ätherische Öle nie auf Schleimhäute auf.
> **Das kann fürchterlich brennen!**

2. MENTAL & EMOTIONAL

Durch ihren unmittelbaren Effekt, Gefühle und Erinnerungen abzurufen, haben ätherische Öle einen starken Einfluss auf unser emotionales und mentales Wohlbefinden. So kann uns Lavendelduft beruhigen, Zitrusdüfte sind echte Stimmungsaufheller, und Neroli und Rose wirken stabilisierend und ausgleichend. Im Bereich der emotionalen und mentalen Wirkung unterscheide ich auch gern zwischen zwei Arten von Ölen: Es gibt Öle, die einen sofortigen Effekt haben, wie Minz- oder Zitrusöle, die schnell neue Impulse setzen und unsere Laune verbessern oder unsere Konzentrationsfähigkeit (re)aktivieren. Außerdem gibt es Aromen, die über einen längeren Zeitraum wirken und oft tiefer gehen. Solche haben, wie ich finde, einen fast hypnotischen Effekt und machen dem Namen der Aroma-THERAPIE alle Ehre. Denn sie können dir dabei helfen, alte Muster und Gefühle an die Oberfläche zu bringen, die du bewusst nicht sehen oder abrufen konntest. Wenn sie dann einmal da sind, kannst du sie in Ruhe betrachten, dich selbst oft besser verstehen und sie dann gegebenenfalls loslassen.

Zu diesen Ölen zählen meiner Erfahrung nach beispielsweise **Ylang-Ylang**, das dich supporten kann, wenn du dich mit deinem inneren Kind auseinandersetzen möchtest, oder auch der Duft von **Patchouli**, um dich dem Thema Selbstliebe in Bezug auf deinen Körper zu nähern.

3. ENERGETISCH

100 % naturreine ätherische Öle sind so schonend gewonnen, dass sie ähnlich wie die bekannten Bachblüten oder Rescue-Tropfen auch auf feinstofflicher Ebene wirken.

Tipp

Um ein ätherisches Öl für deine aktuelle Situation auszuwählen, kannst du dich daran orientieren, von welchem Teil der Pflanze es gewonnen wird: Öle **von Harzen, Hölzern und Wurzeln** wirken erdend und zentrierend, Öle, die **aus Schalen** gewonnen werden, erhöhen deinen Schutz, wirken stärkend und belebend, und Öle, die aus **Blüten** gewonnen werden, wirken auf deinen Herzraum, öffnen dich und machen dich feinfühliger.

IMMER DER NASE NACH: **PASSENDE ÄTHERISCHE ÖLE AUSWÄHLEN**

Bei der Auswahl der ätherischen Öle für dich und deine Bedürfnisse gilt das Motto „immer der Nase nach". Diese Redewendung, wie auch die „jemanden gut riechen können", zeigt, dass wir häufiger auf unsere Intuition hören sollten. Dabei geht es gar nicht so sehr um ein intuitives Bauchgefühl, sondern mehr um die faszinierende Verbindung zwischen unserem starken und eher unbewussten Geruchssinn und seiner Verbindung zu unseren Emotionen und unserem Körper. Innerhalb von Sekunden spüren wir so, ob uns ein Duft gerade guttut oder wir die „Nase voll davon haben".

Am besten, du arbeitest immer mit Düften, die du **gut riechen kannst**, denn diese tun dir körperlich und emotional gerade gut. Außerdem wirst du auch motivierter sein, mit diesen Düften zu arbeiten, als mit Düften, die du nicht so gerne magst. Gerade wenn du mit Aromatherapie loslegst, empfehle ich dir, mit einem oder einer Handvoll Ölen anzufangen und mit diesen täglich über mindestens zwei Wochen zu arbeiten. Da Veränderungen oft subtil sind, ist es sinnvoll, eine Weile bei einem Duft zu bleiben und seine Einflüsse auf deinen Körper, deine Gefühle und Stimmung zu beobachten. Überfordere dich nicht, indem du zu schnell mit zu vielen Ölen hantierst und irgendwann nur noch gestresst bist oder nicht mehr weißt, welche Öle dir gutgetan haben.

Wenn du über einen **längeren Zeitraum** mit einem Duft arbeitest, kannst du auch gut beobachten, wann er dir besser gefällt und wann weniger. Das kann abhängig von deinem hormonellen Zyklus, deinem Stresslevel oder anderen Umständen sein. Bei mir ist es beispielsweise so, dass ich den süßen Duft von Muskatellersalbei in meiner prämenstruellen Zyklusphase und zur Menstruation liebe und ihn den restlichen Monat lang eher abstoßend finde. Das ergibt absolut Sinn, denn dieses Öl wirkt hormonregulierend auf den weiblichen Körper. Innerhalb von Sekundenbruchteilen registriert mein Gehirn den Duft, sendet seine Informationen und löst eine körperliche und emotionale Reaktion aus. Je nach Zyklusphase fällt die Antwort meines Systems anders aus. Faszinierend, oder?

Tipp

Ich empfehle dir, immer erst einmal an einem Öl zu riechen, bevor du dir ein ganzes Fläschchen kaufst. Je nach Hersteller kann das gleiche ätherische Öl auch unterschiedlich duften, deswegen ist es am besten, jeweils das Öl von dem Hersteller zu riechen, von dem du es kaufen möchtest.

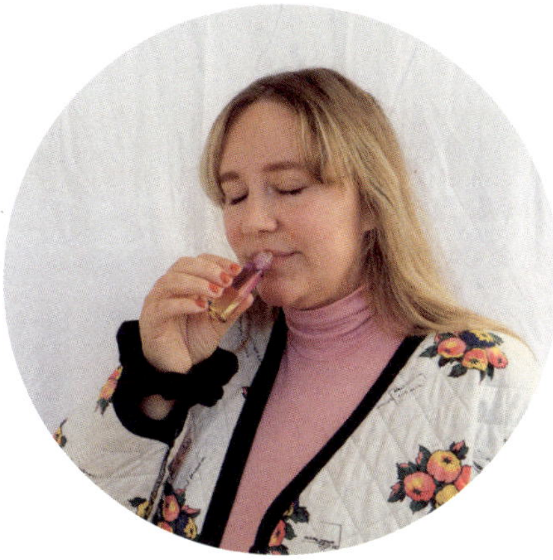

Schon gewusst?

Wenn wir an einem ätherischen Öl riechen, gelangen die feinen Duftmoleküle durch die Nase zur Riechschleimhaut, wo diese an entsprechenden Rezeptoren andocken. Dort werden sie von chemischen Signalen in elektrische Signale übersetzt und dann über den Riechkolben ins limbische System geleitet. Das ist der Teil in unserem Gehirn, in dem sie dann unsere Erinnerungen, Emotionen und unser Wohlbefinden beeinflussen.

Gib verschiedenen Düften gern in regelmäßigen Abständen immer wieder eine Chance und beobachte, wie du auf sie reagierst. Düfte, die dir so gut gefallen, dass du dich reinlegen könntest, oder welche, die du absolut abstoßend findest, kannst du dann mit der Tabelle auf der nächsten Seite abgleichen, um zu schauen, ob die emotionalen Themen gerade in dein Leben passen oder nicht. Ich konnte ewig keinen Geranienduft ertragen, bis ich zum ersten Mal nach langer Zeit unter Liebeskummer litt.

Nutze die Tabelle also gern auch als Hilfestellung, dich auf deinen **inneren Duft-Kompass** einzulassen und auf ihn zu vertrauen, indem du mögliche Themen, die den Düften zugeordnet sind, zur Orientierung nimmst.

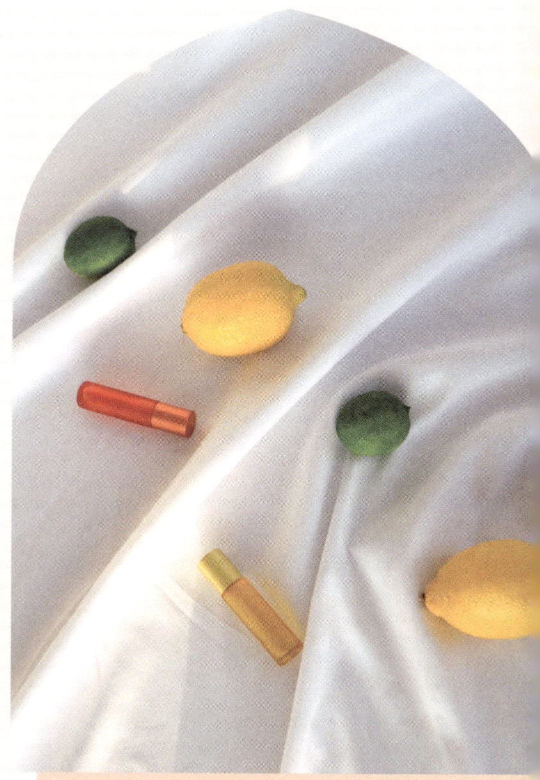

Tipp

Wenn du ein Thema liest, das du emotional bearbeiten möchtest, deine Nase den zugehörigen Duft aber absolut nicht leiden kann, dann lass es sein. Es kann gut sein, dass du dieses Thema in der Zukunft mit dem entsprechenden Duft bearbeiten wirst, aber jetzt ist (noch) nicht der Zeitpunkt dafür. Gehe mit deinem Geruchssinn und arbeite nicht gegen ihn. Wie du konkret mit deinen Ölen arbeitest, erfährst du im nächsten Kapitel.

DIE QUAL DER WAHL: **DÜFTE UND IHRE THEMEN**

Mama Erde hat uns eine Vielzahl an Flower Power und botanischen Helfern geschenkt. In dieser Übersicht habe ich dir die wichtigsten, am häufigsten genutzten ätherischen Öle und eine grobe Zuordnung zu ihren Themen aufgelistet. Dabei findest du körperliche Beschwerden, bei denen die Öle helfen, aber auch mentale und emotionale Themen, bei denen sie dich unterstützen. So kann ein Öl, wie beispielsweise das der Rose, dein Hautbild verbessern, dich bei Liebeskummer trösten oder die Gefühle der Freundschaft, Liebe, Mütterlichkeit oder Empathie, die du bereits empfindest, verstärken und deinen Herzraum weiter öffnen.

Basilikum	Überforderung • Burn-out • Neuanfang • Prozesse runterbrechen
Bergamotte	Selbstwert • Selbstbewusstsein • Licht
Citronella	Mückenschutz • beruhigend • stimmungsaufhellend
Eukalyptus	Atemwege • Wellness • Eigenverantwortung • Vertrauen in die Gesundheit
Fenchel	krampflösend • Verantwortung übernehmen
Geranie	Liebeskummer • Trost • Hautpflege
Grapefruit	Body Neutrality • Zucker-Gelüste austricksen
Grüne Minze	öffentliches Sprechen • Lampenfieber
Immortelle	Schmerzen • spirituelles Wachstum • Hoffnung
Ingwer	Empowerment • Verdauung • Übelkeit
Jasmin	kreatives Schreiben • sexuelle Lust • Euphorie • Herzöffnung
Kardamom	Verdauung • Objektivität • Toleranz

Körper • Mental • Emotional • Haushalt

Koriander	Einzigartigkeit erkennen • Kontrolle abgeben
Lavendel	Kommunikation • Schlaf • Beruhigung
Majoran	Verbindung • Vertrauen • Beziehungen • Geborgenheit
Melisse	Beruhigung • Optimismus • Licht • Unterleibsschmerzen
Muskatellersalbei	PMS • Frauengesundheit • Inspiration
Nelke	Zahnschmerzen • Immunsystem stärken • Grenzen ziehen • desinfizieren
Neroli	Angst • Beziehungen • erste Dates • Empathie • flirten
Orange	Kreativität • Schreibblockaden • Moodbooster • reinigen/putzen
Oregano	Immunsystem • loslassen • Bescheidenheit
Patchouli	im Körper gut fühlen • Balance • Körperlichkeit • Entspannung
Pfefferminze	Klärung • Wachmacher • Erfrischung • Atemwege • Bauchschmerzen
Rose	Liebe • Selbstliebe • Herzöffnung • Liebeskummer • Gesichtspflege
Rosmarin	lernen • Durchblutung • Stoffwechsel • Transformation
Sandelholz	Spiritualität • Meditation • Klarheit
Teebaum	Pickel • Energieräuber • Grenzen ziehen
Vanille	Wärme • Geborgenheit
Vetiver	Verwurzelung • Schlaf • Yoga
Weihrauch	Spiritualität • Vaterbeziehung • Wahrheit • Sinnsuche
Wintergrün	Muskelentspannung • Stärkung • Erdung
Ylang-Ylang	inneres Kind • Kreativität
Zedernholz	Verbindung • Einsamkeit • Selbstvertrauen
Zitrone	Konzentration • mentale Klarheit • Lebensfreude • Durchfall
Zitronengras	Reinigung • Detox • loslassen
Zypresse	Stabilität • Vertrauen • Perspektivwechsel

WIE DU ÄTHERISCHE **ÖLE ANWENDEST**

„Von den fünf Sinnen hat der Geruchssinn den heißesten Draht zur Vergangenheit."
- Andy Warhol

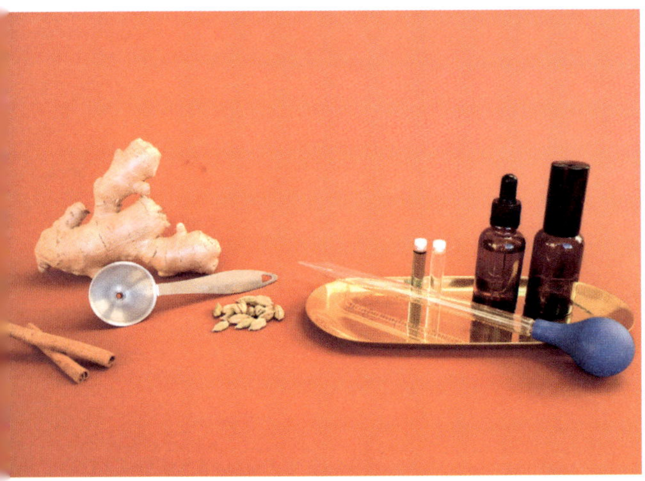

Ätherische Öle lassen sich einzeln (als **Single Oil**) oder in Kombination mit anderen Ölen als Mischung (**Blend**) anwenden. Beides ist wohltuend und wirksam. In Kapitel 2–5 findest du verschiedene Rituale mit einzelnen Ölen, aber auch eine Menge Rezepte mit Öl-Blends. Durch Ausprobieren und Experimentieren wirst du sicher schnell herausfinden, wann du Single Oils und wann du Mischungen bevorzugst. Auch wenn ätherische Öle Natur pur sind, kannst du sie überdosieren oder falsch benutzen. Deswegen findest du auf den nächsten Seiten die verschiedenen Möglichkeiten, wie du ätherische Öle am besten anwendest.

1. AROMATISCH

Logo, ätherische Öle zur Aromatherapie werden vor allem aromatisch angewendet. Aromatisch bedeutet im Prinzip nur, dass du die Öle riechst, indem du sie einatmest. Das kannst du ganz einfach machen, indem du eins der kleinen Fläschchen aufschraubst und daran riechst. Am besten ist es hier, wenn du das Fläschchen nicht zu nah an die Nase hältst, sondern es langsam von links nach rechts bewegst. Je nach Duft kannst du sonst im wahrsten Sinne des Wortes die Nase ganz schnell voll haben.

Statt an der Flasche zu riechen, kannst du auch wunderbar deine Handflächen in einen kleinen Diffuser verwandeln: Einfach einen Tropfen Öl in die Handflächen geben, aneinanderreiben, die Hände locker um die Nase legen und tief durchatmen.

Natürlich kannst du zum Diffusen auch einen **elektrischen Ultraschall-Diffuser** (Vernebler) nutzen, bei dem du ein paar Tropfen des ätherischen Öls in Wasser gibst. Diese Mischung wird dann ganz fein in die Luft gewirbelt. Im Vergleich zu künstlichen Duftstoffen, die andere Gerüche nur überdecken, kann das Diffusen von ätherischen Ölen die Luftqualität eines Raumes verbessern. Einen Diffuser in Betrieb zu haben, während du etwas anderes machst, ist eine wunderbare Art der alltagstauglichen Selfcare-Praxis. Du kannst auch klassische **Duftlampen** benutzen, die mit einem Teelicht und ohne Strom funktionieren, doch ich persönlich rate eher davon ab, weil die Hitze des Teelichts wertvolle Komponenten der hochwertigen Öle verbrennt und du so weniger von der Wirkung hast. Außerdem lassen sich Öle in Duftlampen meiner Meinung nach deutlich schwieriger dosieren.

Poröser Lavastein, Watte oder Baumwollstoffe lassen sich übrigens auch gut mit ein paar Tropfen Öl tränken und für eine sehr **subtile Beduftung** im Raum verteilen. Diese eignen sich besonders für sensible Nasen.

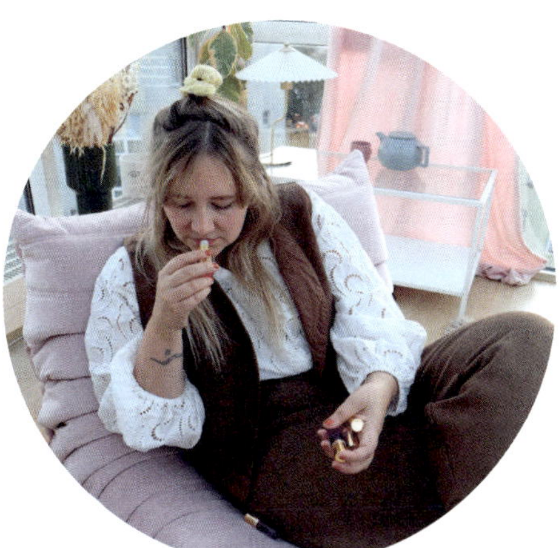

Tipp

Wenn du an mehreren Ölen nacheinander riechen möchtest und zwischendurch das Gefühl hast, dass du nichts Neues mehr erschnuppern kannst, dann gibt's den alten Parfümeur*innen Trick, bei dem du zum Neutralisieren an Kaffeebohnen oder -pulver riechst.

2. TOPISCH

Die zweite Art, ätherische Öle anzuwenden, bezeichnet man als topisch. Dieses fancy Wort bedeutet eigentlich nur, dass die Öle auf die Haut aufgetragen werden.

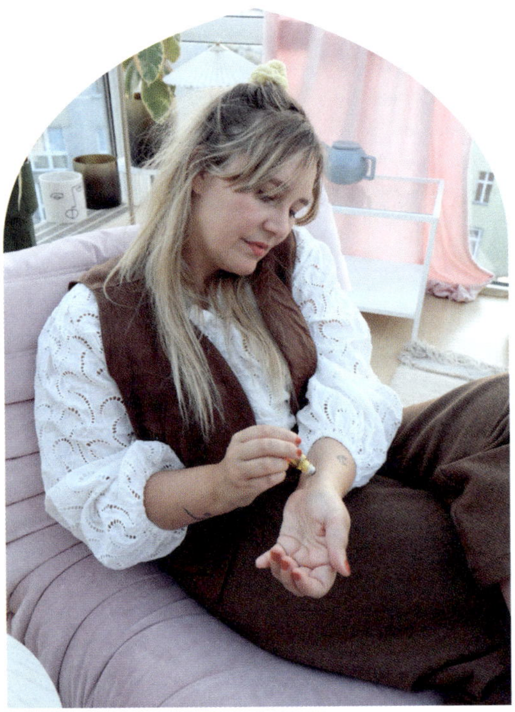

Mir ist dabei nochmal ganz wichtig zu sagen: **Weniger ist hier immer mehr** und immer mit einem Trägeröl deiner Wahl verdünnen, um Hautreizungen zu vermeiden. Wenn du ein Öl konkret gegen Kopfschmerzen aufträgst, bieten sich die Schläfen an, bei Bauchschmerzen der Bauch usw.

Wegen ihrer fettlöslichen Eigenschaften ziehen ätherische Öle schnell in die Haut ein und gelangen so in den Blutkreislauf, über den sie sich im ganzen Körper verteilen. Das heißt, auch wenn du ein Öl auf eine bestimmte Körperstelle aufgetragen hast, wirkt es trotzdem wohltuend auf den gesamten Organismus. Übrigens werden ätherische Öle (im Gegensatz zu vielen künstlichen Duftstoffen) vollständig verstoffwechselt und dann wieder ausgeschieden.

Hinweis

Du solltest bei der topischen Anwendung unbedingt beachten, dass **alle Zitrusöle photosensitiv sind**. Das heißt, dass sie bei direktem Sonnenlicht auf deiner Haut zu Verbrennungen führen. Nutze also auf deiner Haut im Sommer sicherheitshalber nur Öle, die **nicht photosensitiv** sind.

3. INNERLICH

Vielleicht bist du schon mal im Bereich der Naturkosmetik oder beim Kochen auf Rezepte mit ätherischen Ölen für die innere Anwendung gestoßen? Die innere Anwendung von ätherischen Ölen ist möglich, und der Vollständigkeit halber möchte ich sie an dieser Stelle kurz erwähnen.

Allerdings möchte ich sie nicht benennen, ohne auch eine Warnung auszusprechen:

Nicht alle ätherischen Öle sind auch zum Verzehr geeignet, und selbst bei den Ölen, die auf dem Etikett dafür ausgelobt sind, rate ich zur Vorsicht. Ein Tropfen eines ätherischen Pfefferminzöls ist in etwa so konzentriert wie 25 Tassen Pfefferminztee. Das bedeutet, dass es sehr **einfach ist, überzudosieren,** was sich bei einer inneren Anwendung nicht so einfach rückgängig machen lässt.

Wenn du zu viel ätherisches Öl auf deine Haut aufgetragen hast und sie brennt, kannst du den Großteil schnell mit einem fetten Pflanzenöl abreiben. Ist das Öl erstmal in deinem Mund oder Magen, ist das nicht so einfach. Ich selbst habe mich sehr langsam und vorsichtig an diese Art der Anwendung herangetastet und verwende ätherische Öle ab und zu, um **Zahnpasta** herzustellen, als Zusatz in einem Gemisch zum **Ölziehen**, in verschlossenen Kapseln zur Einnahme bei hartnäckigen Erkältungen oder in der Dosis ein Tropfen auf einen Liter Wasser, um Geschmack hinzuzufügen. Ich weiß aber auch, dass nicht alle Menschen diese Art der Anwendung vertragen, und stelle deswegen keine Rezepte aus diesem Bereich im Buch vor. Wenn du es dennoch versuchen möchtest, solltest du dich von Ärzt*innen oder Aromatherapeut*innen mit mindestens 150 Ausbildungsstunden beraten lassen.

DUFTMISCHUNGEN **SELBST KOMPONIEREN**

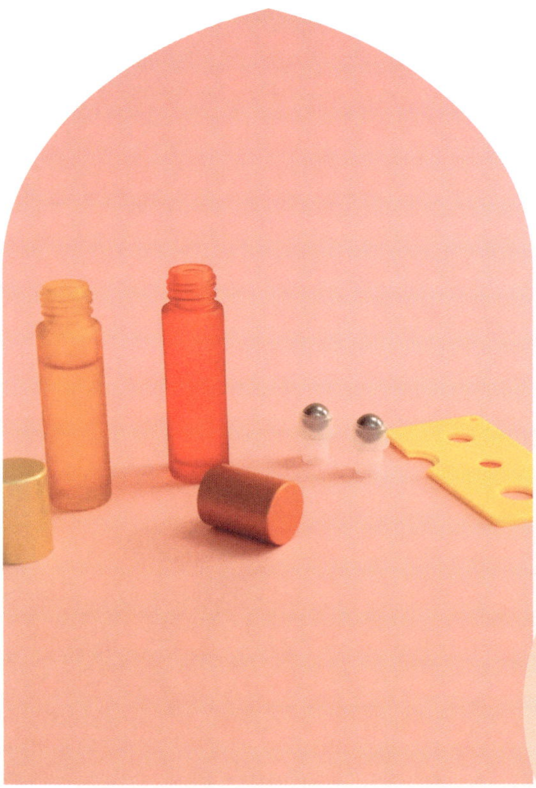

Kopfnote, Herznote - kannst du Duftnoten lesen und komponieren? Easy! Mit diesen praktischen Tipps kannst du dir deine eigenen Duftkreationen zusammenstellen. Wenn du deinen eigenen Blend (also eine Duftmischung) kreierst, wählst du dafür aus diesen vier Duftrichtungen aus: Zitrus, Kräuter, floral und holzig.

Klassisch besteht eine Duftkomposition aus drei Komponenten, und zwar aus: **Kopfnote, Herznote und Basisnote.**

KOPFNOTE

Die Kopfnote ist das, was du als Erstes riechst. Sie verfliegt am schnellsten, macht aber den ersten Eindruck aus. Für sie eignen sich am besten Zitrusöle (Bergamotte, Zitrone, Mandarine, Orange, Grapefruit, was immer dir gefällt), Pfefferminze oder Grüne Minze, Anis, Basilikum oder Teebaumöl. **Hiervon nimmst du in einer Mischung im Verhältnis auch die meisten Tropfen.**

HERZNOTE

Die Herznote bleibt länger in der Luft zurück und stellt die Verbindung zwischen Kopf- und Basisnote her. Sie ist schließlich das Herzstück. Hierfür eignen sich Öle wie Kardamom, Salbei, Ingwer, Eukalyptus, Geranie, Lavendel, Rose, Kamille, Pinie, Rosmarin, Fichte oder Wacholder. **Im Mischverhältnis nimmst du hier eine mittlere Anzahl an Tropfen.**

BASISNOTE

Die Basisnote ist ein tieferer Duft und bildet das Fundament deiner Komposition. Hierzu bieten sich Jasmin, Weihrauch, Myrrhe, Patchouli, Sandelholz, Vanille, Vetiver oder Ylang-Ylang an. Sie bleibt am längsten in der Luft und **benötigt die wenigsten Tropfen** in deiner Mischung.

Tipp

Mische am besten immer:

Zitrus + Kräuter
oder
floral + holzig

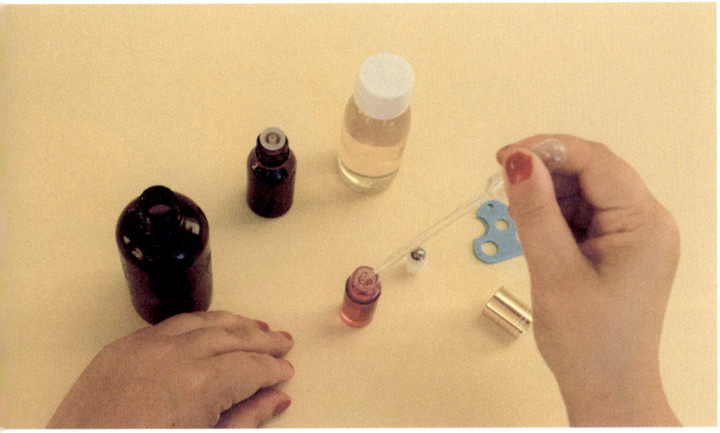

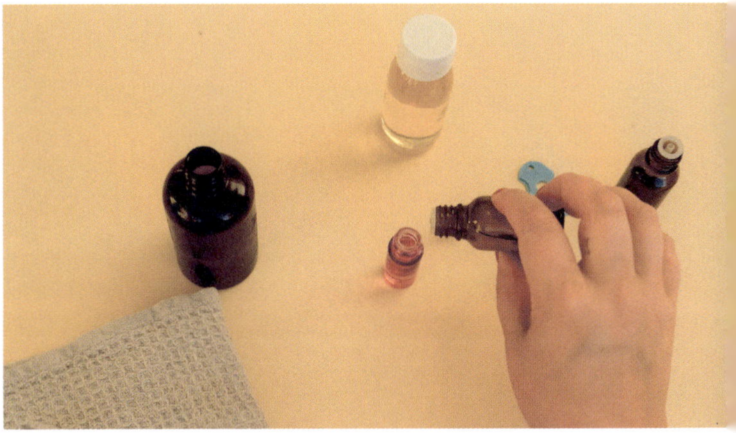

SAFETY FIRST: *Alles über die Dilution*

Das Thema Dilution, also die Verdünnung von ätherischen Ölen, ist ein ganz wichtiger Bestandteil der Aromatherapie. Denn wenn es um Selfcare geht und darum, uns etwas Gutes zu tun und unser System zu unterstützen, kommt es auf das richtige Maß an. Und bei ätherischen Ölen lautet die Faustregel hier: Weniger ist mehr.

Wie schon bei den Trägerölen erklärt, kann die Haut ätherische Öle besser aufnehmen, wenn sie stark verdünnt sind. Außerdem kannst du so Hautreizungen und Allergien vorbeugen. Manche ätherischen Öle, wie beispielsweise Zitrusöle, können unverdünnt sogar wie Lösungsmittel wirken und die schützenden Hautfette aufspalten. Vielleicht kennst du das komische Gefühl an den Händen, wenn du eine Zitrone ausgepresst hast.

Bei ständiger Überdosierung von ätherischen Ölen können auf Dauer Allergien entstehen. Da die meisten Bestandteile ätherischer Öle so winzig sind, werden sie vom Immunsystem nicht erkannt. Bei Überdosierung können sie jedoch mit Proteinen auf der Haut sogenannte Haptene bilden, die das Immunsystem wahrnimmt und die auf Dauer eine Allergie hervorrufen. Ich finde das wichtig zu wissen, denn oft wird behauptet, dass ätherische Öle, solange sie 100 % naturrein sind, keine Allergien auslösen können, was so also nicht stimmt.

Tipp

Teste am besten immer erstmal an einer kleinen Stelle auf deiner Haut, ob du das Öl gut verträgst und keinerlei Rötungen, Brennen oder andere unangenehme Reaktionen auftauchen.

ZU DEN REZEPTEN *in diesem Buch*

Alle Rezepte, die ich dir vorstelle, haben sich in den von mir angegebenen Mischverhältnissen bereits bewährt. Du kannst sie also **1:1 und ohne eine Dosierungstabelle** umsetzen. Bei Roll-on-Mischungen nenne ich dir die Tropfenangaben der ätherischen Öle und die Milliliterangaben der Fläschchen. **Trägeröl** fügst du dann so viel hinzu, bis das Fläschchen fast bis zum Rand gefüllt ist und du es noch verschließen kannst.

Wenn du in Zukunft **neue, eigene Mischungen** kreieren möchtest, gilt als Faustregel, dass der Anteil des ätherischen Öls im Verhältnis zum Trägeröl etwa 0,5-3 % der Mischung ausmacht. Dabei machen 25 Tropfen etwa einen Milliliter aus. In der folgenden Tabelle findest du dafür eine nützliche Übersicht zur Orientierung.

Am besten schaust du aber immer noch mal auf die **Dosierungsempfehlung** auf dem jeweiligen Etikett, da sich ätherische Öle in ihrer Dichte und Konsistenz voneinander unterscheiden können, was sich logischerweise auf die Dosierung auswirkt.

Ätherisches Öl (Anteil in %)	**Anwendungsgebiet**	**Dosierung (in Tropfen)**			
0,5 %	sensible Haut, Gesichtspflege	1	3	5	10
1 %	Körper- & Massageöl	2	6	10	20
2 %	Schmerzöle für einzelne Körperstellen	4	12	20	40
3 %	punktuelle & kurzzeitige Anwendung	6	18	30	60
Trägeröl (in ml)		10 ml	30 ml	50 ml	100 ml

Tipp

Auch wenn sich ätherische Öle in eigentlich jedem Lebensbereich einsetzen lassen, ist es auch hier ratsam, es nicht zu übertreiben. Vielleicht hast du ein paar wenige Öle, die täglich zum Einsatz kommen, und andere, die du nur in bestimmten Situationen oder bei ab und zu auftauchenden Beschwerden verwendest. So mancher Hersteller von ätherischen Ölen propagiert das Bild eines „Essential Life". Ich setze ätherische Öle aber lieber gezielt und regelmäßig ein, anstatt rund um die Uhr, um meine Nase und meinen Körper nicht auf Dauer zu stressen. Ich schalte auch meinen Diffuser nach **15-30 Minuten** aus und gönne meiner Nase eine Verschnaufpause. Dieses Vorgehen kann ich dir auch sehr empfehlen.

NICHT ALLE ÖLE PARAT? **EINFACHES SUBSTITUIEREN**

Da ätherische Öle nicht immer ganz günstig sind, wir alle unsere persönlichen Duft-Präferenzen haben und ich generell dazu rate, erstmal mit ein paar wenigen Ölen anzufangen, bevor du dir eine kostbare Sammlung zusammenstellst, hier ein paar Tipps zum Substituieren, also Austauschen von Ölen in einem Rezept. Je nachdem, was das Ziel der entsprechenden Ölmischung ist, kannst du auf unterschiedliche Art herangehen.

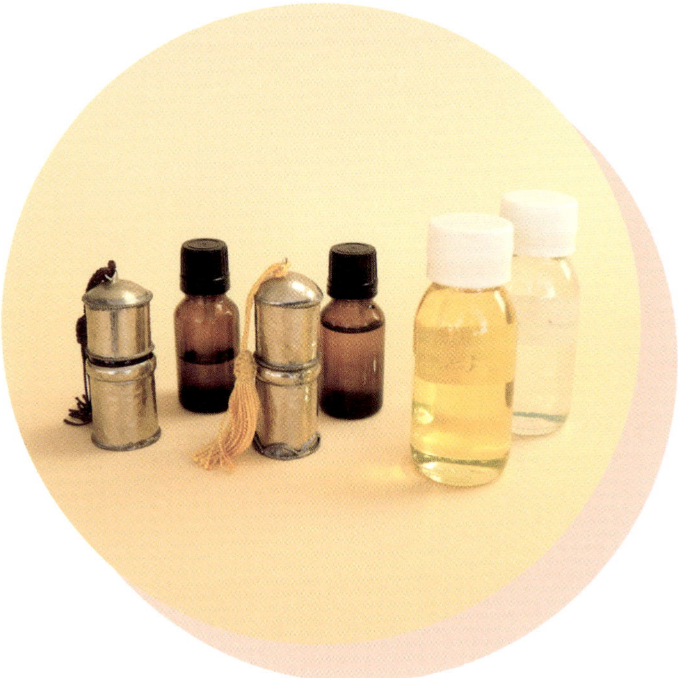

AROMATISCHER *Ersatz*

UND SO GEHT'S

Wenn es dir bei einer Mischung vor allem um das **Dufterlebnis** geht, wie bei einem Parfümöl oder einem Raumduft, kannst du das fehlende Öl am besten durch ein anderes Öl der gleichen Duftrichtung ersetzen. Du tauschst also ein Zitrusöl durch ein anderes Zitrusöl, einen hölzernen Duft durch ein anderes Holz, Blütenöle mit Blütenölen und so weiter.

THERAPEUTISCHER *Ersatz*

UND SO GEHT'S

Wenn deine Mischung einen bestimmten **therapeutisch wirksamen** Zweck hat, solltest du das fehlende Öl durch ein Öl mit ähnlichen Eigenschaften ersetzen. Fenchel oder Ingwer lassen sich beispielsweise gut bei Magenbeschwerden einsetzen, wenn du kein Pfefferminzöl dahaben solltest.

HANDLE WITH CARE: **AUFBEWAHRUNG UND HALTBARKEIT**

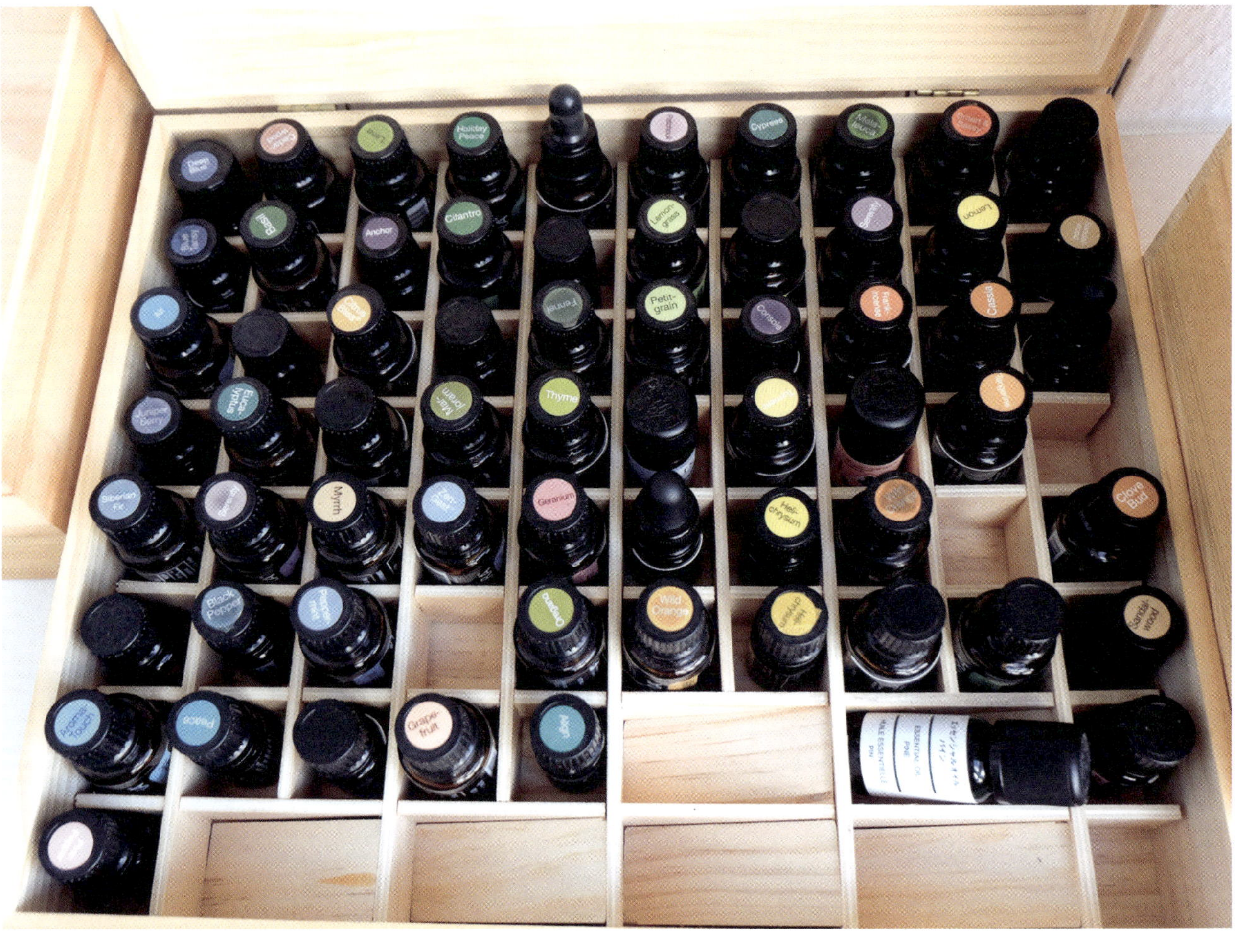

UND SO GEHT'S

Du weißt ja mittlerweile, wie viel Power diese kleinen Öle haben, deswegen ist es nur logisch, dass du sie **außerhalb der Reichweite** von Kindern und Tieren aufbewahrst.

Damit du möglichst lange etwas von deinen ätherischen Ölen hast, ist es außerdem wichtig, sie kühl (am besten bei 8-12 Grad), trocken und dunkel zu lagern. Sie sollten nicht direktem Sonnenlicht, starken Temperaturschwankungen oder zu viel Sauerstoff ausgesetzt sein, weil sie dann schneller verderben. Ich persönlich habe meine Öle in **Holzboxen**, in denen sie lichtgeschützt sind und durch die der Duft auch nicht entweicht, wenn ein Fläschchen mal ein paar Tropfen aufs Etikett bekommen hat.

Wenn du ein Öl zum ersten Mal öffnest, ist es sinnvoll, dir auf der Flasche das **Öffnungsdatum** zu notieren, um einen Überblick zu behalten, wie lang es in etwa noch haltbar sein wird. Auf dem Etikett sollte stehen, wie lange das Öl nach dem Öffnen haltbar ist. Generell verderben Zitrusöle am schnellsten, das ist, finde ich, aber nicht so schlimm, da sie auch in der Anschaffung die günstigsten sind. Aber auch ein gutes Zitrusöl hält sich 1–3 Jahre. Ätherische Öle von Kräutern, Bäumen und Blüten halten sich in der Regel und bei richtiger Lagerung dagegen 3–5 Jahre, und manche Öle, wie das Zedernholzöl, können sich sogar bis zu 10 Jahre halten, ohne an Qualität zu verlieren.

Wichtig ist ebenfalls, dass du deine Fläschchen nach dem Verwenden immer **zügig wieder gut zuschraubst**, damit die Öle nicht zu viel mit Sauerstoff in Kontakt kommen und oxidieren. Sobald du ein ätherisches Öl mit einem Trägeröl verdünnst, verdirbt es übrigens auch schneller. Deswegen ist es sinnvoll, dir immer nur kleine Mengen in Roll-on-Fläschchen abzufüllen, die du zügig aufbrauchen kannst. **Braune oder kobaltblaue** Flaschen schützen die Mischungen besser vor Sonnenlicht als farbloses Glas.

Tipp

Wenn du deine Öle gern immer dabeihast, bieten sich **Essential Oil Bags** an, in denen jedes Öl seinen eigenen Platz hat. So zerbrechen die Ölfläschchen nicht. Du kannst auch kleine 2-ml-Fläschchen gut in einem Schlüsselanhänger mit kleinem (Schlüssel-)Täschchen verstauen, um sie unterwegs griffbereit zu haben.

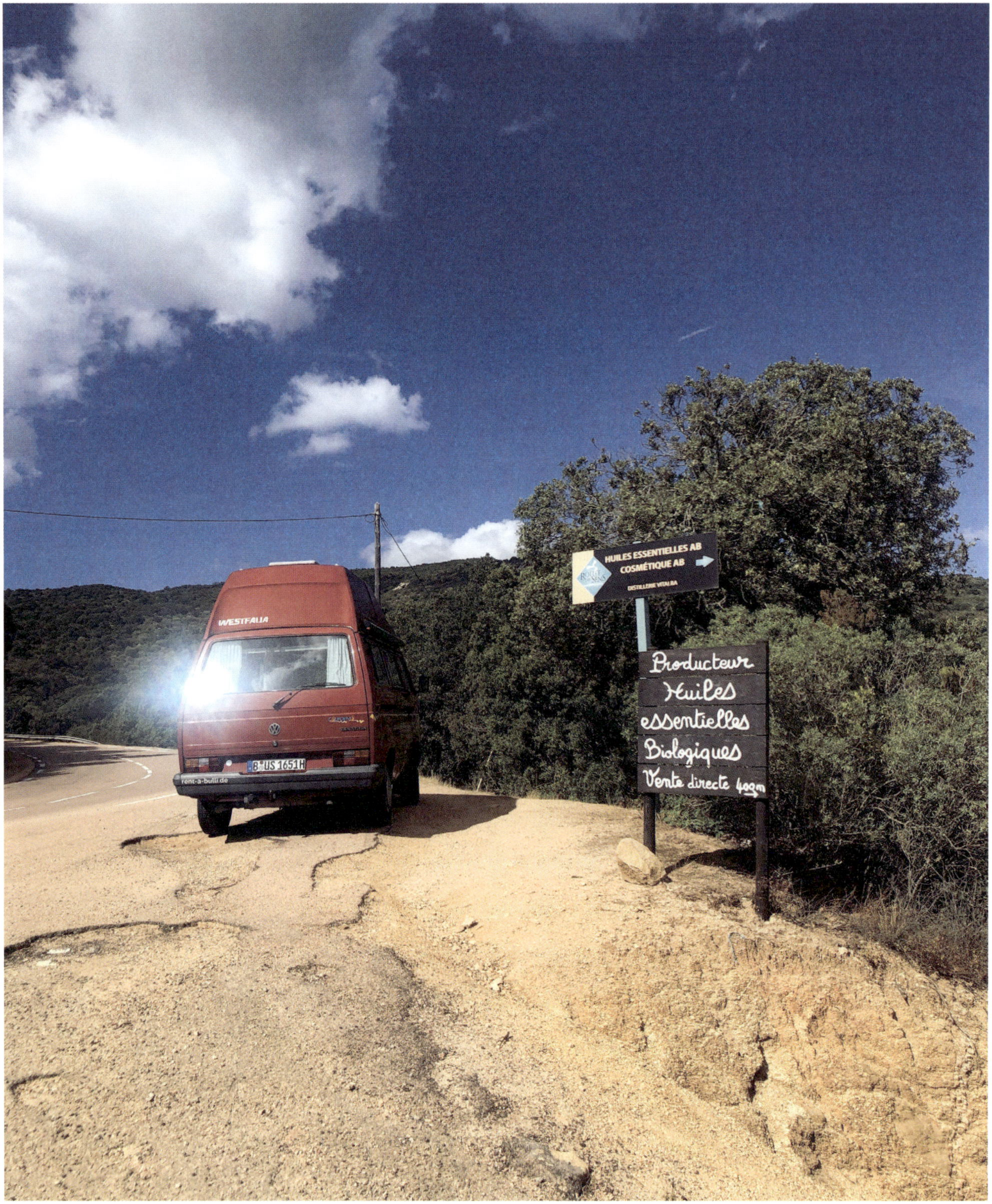
HUILES ESSENTIELLES AB
COSMÉTIQUE AB
DISTILLERIE VITALBA
Producteur
Huiles
essentielles
Biologiques
Vente directe 400m
WESTFALIA
B US 1651H
rent-a-bulli.de

WORAUF ES WIRKLICH ANKOMMT: **QUALITÄTS-MERKMALE BEIM KAUF**

Davon abgesehen, dass ein ätherisches Öl für dich gut riechen muss, solltest du beim Kauf unbedingt auf die **Qualität** achten. Es geht hier ja schließlich um Selfcare, und wenn du diese ab jetzt mit ätherischen Ölen unterstützen willst, dann doch bitte mit welchen, die nichts als heilende und gesunde Superkräfte mitbringen. Klar gibt es auch viele künstliche Düfte, die unseren Nasen (besonders den nicht so trainierten) gefallen, doch mit diesen sollten wir vorsichtig sein. Wie schon erwähnt, liebte ich Düfte schon als Kind und war völlig verrückt nach Parfums. Viele davon rieche ich noch immer gern, na klar, sie sind mit positiven Erinnerungen in meinem Geruchsgedächtnis verankert und katapultieren mich in schöne Momente meiner Kindheit zurück. Wenn ich die Kombination eines in den 00er-Jahren sehr populären Männerparfums von Jean-Paul Gaultier erschnuppere, bin ich sofort wieder ein Teenager, denn all die coolen Jungs aus der Schule rochen danach. Außerdem trage ich noch immer zu besonderen Anlässen ein **Parfum**, das jahrelang „mein Duft" war und mich stark und empowert fühlen lässt. Ich trage es allerdings längst nicht mehr täglich, denn **künstliche Duftstoffe** sind im Körper nur schwer abbaubar. Sie können sich im Blut und Fettgewebe und sogar in der Muttermilch als Schlacke ablagern. Bei sensibler Haut können sie zu Reizungen und Allergien führen, und sie können unseren Hormonhaushalt aus der Bahn bringen. Da ich am PMS und an Endometriose leide, war es für mich zwar schade, aber ganz logisch, dass ich aus Selfcare-Gründen vermehrt darauf achte, synthetischen Duftstoffen aus dem Weg zu gehen.

Mit ätherischen Ölen ist das ganz easy: Sie riechen mindestens so gut wie künstliche Düfte und verbinden sich, im Gegensatz zu künstlichen Düften, mit unserem eigenen Geruch. Sie unterstützen unser System und lassen unsere **Persönlichkeit nach außen strahlen.**

Schon gewusst?

Ab der 28. Schwangerschaftswoche nehmen Babys bereits Düfte im Bauch der Mutter wahr. Vermutlich ist das der Grund, warum Vanille einer der meistgeliebten Düfte ist, denn Fruchtwasser duftet leicht nach Vanille. So erinnert dieser Duft die meisten von uns unbewusst an die geborgene, beschützte Zeit im Bauch unserer Mama.

Wenn du dich nun auf die Suche nach ätherischen Ölen machst, ist es wichtig, dass sie als **hundertprozentig naturreine** ätherische Öle ausgelobt sind. Nur so kannst du sicher sein, dass keine künstlichen Duftstoffe enthalten sind, was leider oft der Fall ist. Übrigens: **Je besser die Qualität deines Öls ist, desto länger ist in der Regel auch die Haltbarkeit.** Außerdem brauchst du bei bester Qualität nur sehr wenige Tropfen für ein volles Aroma. So rechnet es sich auch finanziell, in qualitativ hochwertige Öle zu investieren. Aber nicht nur, weil ein Öl teuer ist, bedeutet es, dass es unbedingt besser ist als andere ätherische Öle. Oft kann der Preis auch mit der Platzierung der Marke zu tun haben. Was du dir aber merken kannst, ist, dass ätherische Öle von Zitrusfrüchten immer die günstigsten Öle sind und die von Blüten die teureren, denn sie benötigen eine unterschiedliche Menge an Rohstoffen, um das Öl zu produzieren. Das heißt demnach auch, dass es etwas verdächtig ist, wenn alle Öle eines Herstellers gleich viel kosten.

Hier ein kleiner Überblick, worauf du beim Blick auf das Etikett achten solltest:

» 100 % naturreines ätherisches Öl

» botanischer Pflanzenname

» Ursprungsland

» Angabe des Pflanzenteils (Rinde, Schale usw.)

» Füllmenge in Millilitern oder Gramm

» Gewinnungsverfahren

» Chargennummer

» eventuelle Verdünnung (Alkohol/Trägeröl) und Mischverhältnis

Und natürlich ist es bei den ätherischen Ölen genauso wie beim Essen oder in der Kosmetik: **wenn möglich, gerne bio.** Allerdings ist es hier so, dass eine Bio-Zertifizierung je nach Ursprungsland eine korrupte Angelegenheit sein kann. Deswegen produzieren viele Hersteller Öle in Bio-Qualität, die sie aber so nicht offiziell ausloben können. Auch bei kleineren Produzenten ist eine Zertifizierung oft eine Kostenfrage, daher ist es am besten, wenn du den jeweiligen Hersteller für dich nochmal recherchierst. Es gibt allerdings auch einige **unabhängige Qualitätssiegel,** an denen du dich orientieren kannst, wie:

- WS und Fair Wild (zertifizierte Wildsammlung)
- Demeter (biologisch-dynamischer Anbau)
- KbA (kontrolliert biologischer Anbau)
- IHTN, PETA, Leaping Bunny Vegan (Tierschutz)
- NATRUE, EcoCert, BDIH (Naturkosmetik)

So mancher Hersteller von ätherischen Ölen hat Auslobungen, wie „therapeutisch zertifiziert", das sind aber keine unabhängigen Zertifizierungen. Sie wurden **zu Marketingzwecken** von den Herstellern selbst ins Leben gerufen.

Tipp

> Du kannst auch easy eine **App,** wie ToxFox oder CodeCheck nutzen, um im Laden die Inhaltsstoffe eines Produkts zu checken.

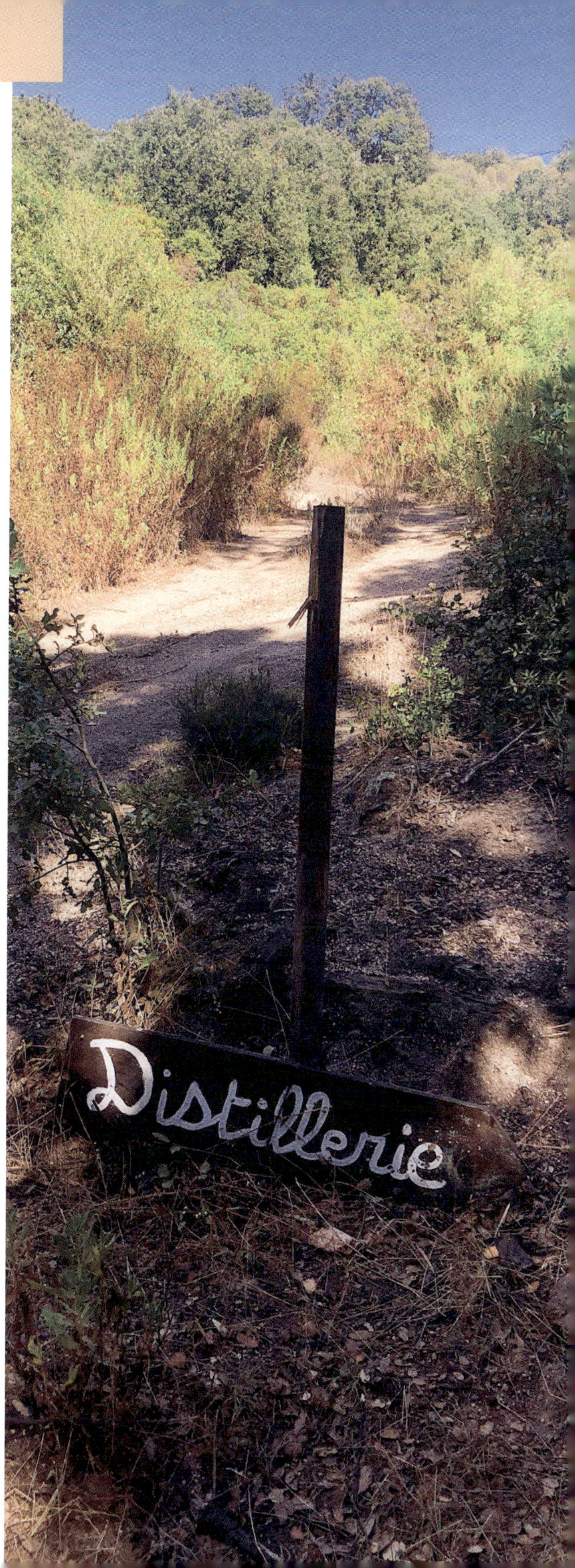

GUT AUSGESTATTET: WERKZEUGE UND ZUBEHÖR

Um mit deiner Aromatherapie-Selfcare loszulegen, brauchst du im Prinzip nur deine Nase, das ein oder andere ätherische Öl und ein Trägeröl deiner Wahl (das kann auch erstmal das Olivenöl aus der Küche sein). Außerdem sind noch ein paar Hilfsmittel nützlich:

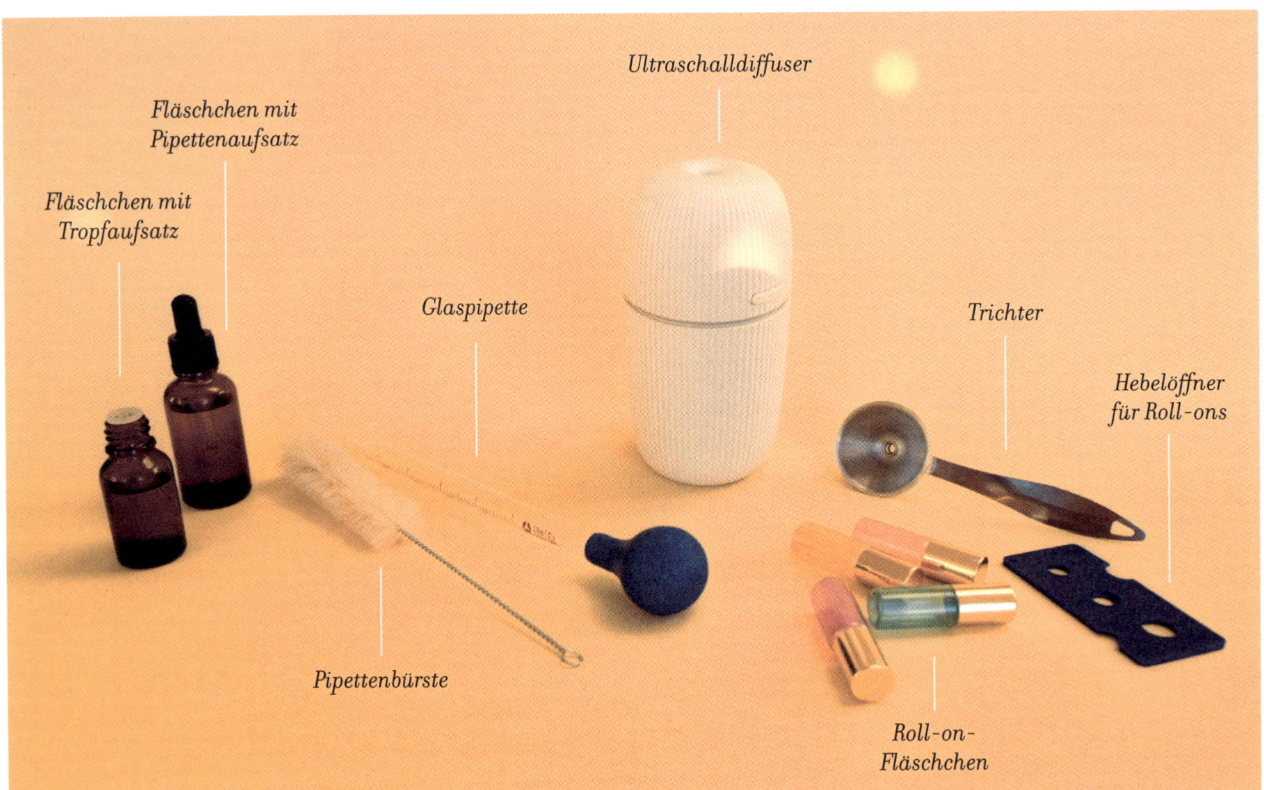

DIFFUSER

Ein Diffuser kann ein elektrischer Vernebler sein oder auch eine Duftlampe, ein Lavastein, ein Stück Stoff oder deine Handflächen. Wenn du dich für einen elektrischen Diffuser entscheidest, solltest du ihn nach dem Betrieb immer vorsichtig **mit milder Seife ausspülen**. Wenn er den Geruch eines Öls nicht mehr loswerden will oder weniger Dampf aufsteigt, kannst du ihn ganz einfach mit etwas weißem **Essig in Wasser** (anstatt der ätherischen Öle) für 10 Minuten laufen lassen, und er sollte wieder wie neu sein. Manche Diffuser haben ein Metallplättchen, das du ab und zu mit einem in etwas Alkohol getränkten Wattestäbchen reinigen kannst. Bei der Auswahl deines Diffusers kommt es darauf an, was dir wichtig ist. Ich achte meist darauf, dass er möglichst wenige Tasten hat und sich einfach zum Reinigen und Befüllen auseinandernehmen lässt.

Beim **Diffuser im Schlafzimmer** ist mir zudem noch wichtig, dass er eine lange Laufzeit hat, da ich ihn in Schnupfnase-Winternächten gern die ganze Nacht laufen lasse. Es gibt auch kleinere Modelle, die sich mit einem **USB-Kabel** ganz einfach auch am Laptop oder Zigarettenanzünder im Auto anschließen und auf Reisen mitnehmen lassen. Andere Diffuser lassen sich auch als Nachttischlampe verwenden. Schau einfach, was am besten zu dir passt.

FLÄSCHCHEN UND BEHÄLTNISSE

Zum Mischen oder Verdünnen von ätherischen Ölen für die topische Anwendung eignen sich sogenannte **Roll-on-Fläschchen,** die du mit deiner Mischung befüllst und dann mit einem **Kugelverschluss** verschließt. Mit diesem Verschluss lässt sich die Mischung einfach und gleichmäßig auf der Haut verteilen. Die Fläschchen gibt es in verschiedensten Größen von etwa 2–15 ml und mit Kugelverschlüssen aus Plastik, Glas, Metall oder Edelsteinen. Am besten, du besorgst dir dazu ein paar **Etikettensticker,** die du beschriften kannst, sodass du weißt, welche Mischung in welchem Roll-on ist und wann du sie gemacht hast. Um die Verschlusskugel wieder zu lösen und die Flasche zu reinigen oder neu zu befüllen, gibt es praktische kleine Plastikhelfer mit einer Hebelfunktion. Diese werden oft direkt mit den Flaschen angeboten. Für Raumsprays oder Haushaltssprays eignen sich **Sprühflaschen** in verschiedenen Größen. Für Cremes, Deos oder andere Hautpflegeprodukte verwendest du am besten **Tiegel und Gläser aus dunklem Glas.** Um Badesalze zu mischen und vorzubereiten, eignen sich leere **Schraubgläser,** wie alte Marmeladengläser. Für Massageöle ist es nützlich, eine kleine **Karaffe** oder ein Milchkännchen zur Hand zu haben. Um deine Öle (besonders die Trägeröle) abzufüllen, sind **Trichter und Pipetten** noch nützliche Helfer.

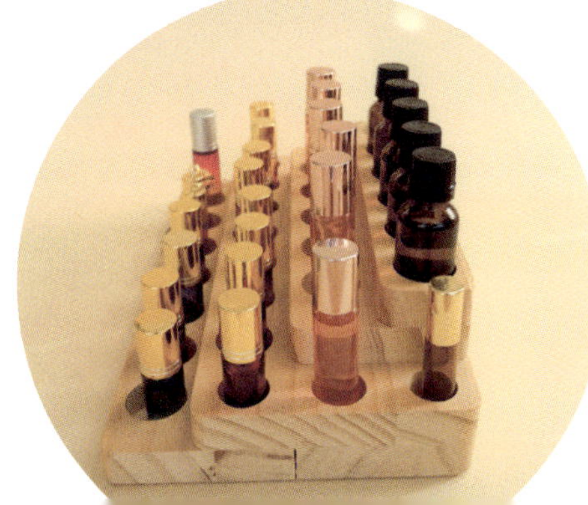

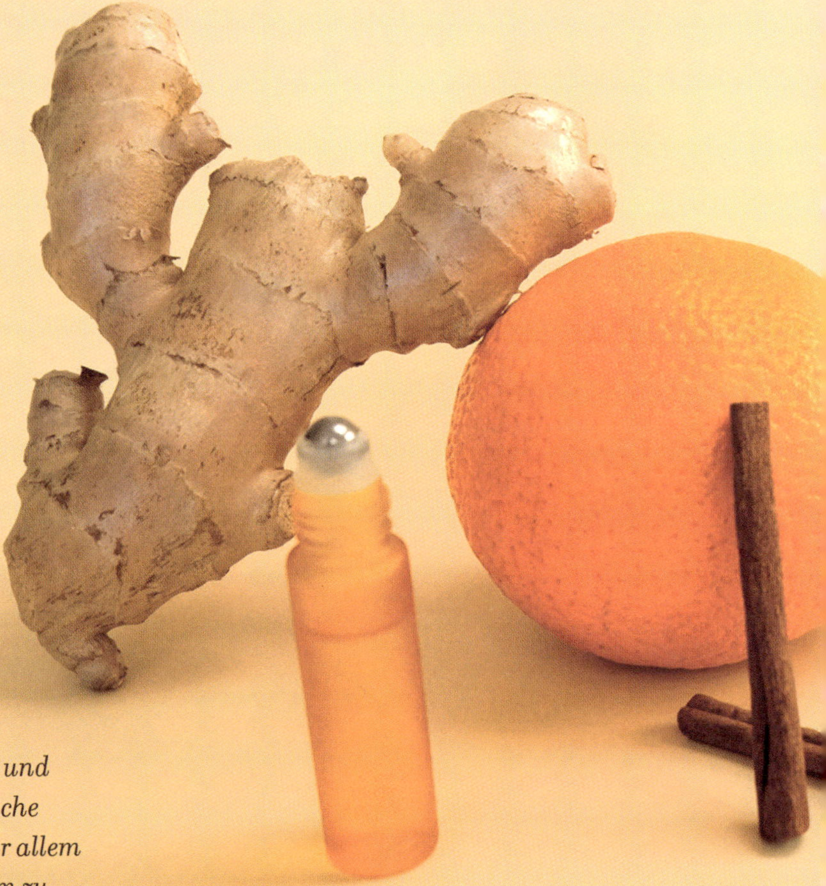

Aromatherapie ist ein sanfter und natürlicher Weg, um körperliche Beschwerden zu lindern, aber vor allem auch, um unser Immunsystem zu stärken, unsere Haut natürlich zu pflegen und auf Beschwerden wie Reiseübelkeit, PMS oder Heuschnupfen bestmöglich vorbereitet zu sein.

KAPITEL 2

Body Selfcare

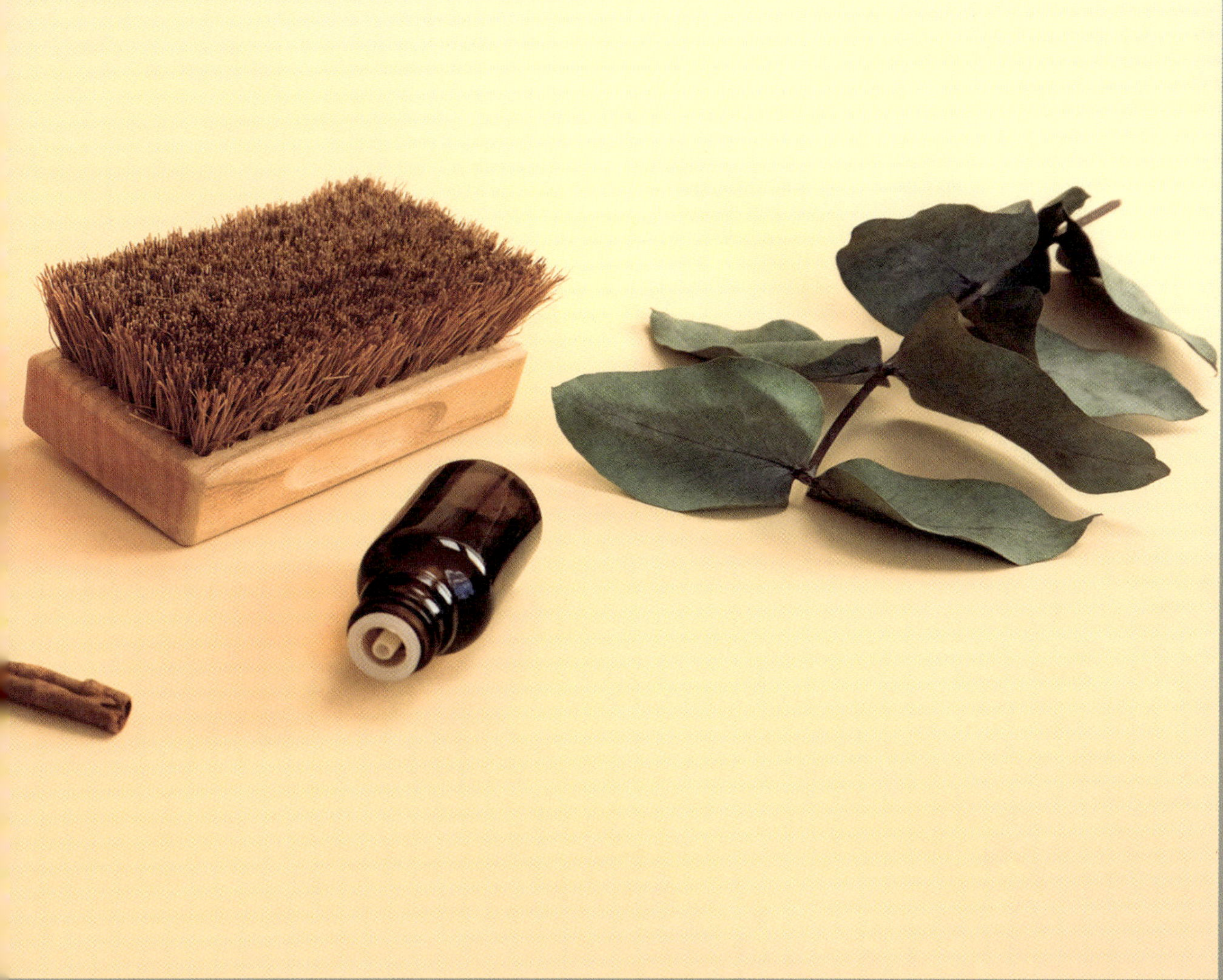

Aromatherapie-Rezepte für deinen Körper

AROMATHERAPIE FÜR DAS IMMUNSYSTEM

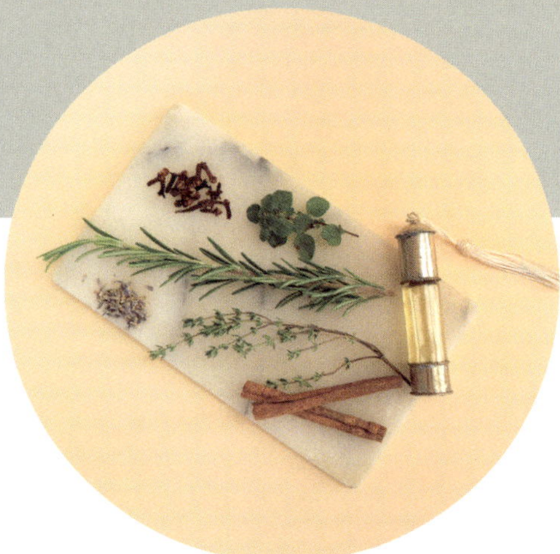

Durch ihre antiviralen, antibakteriellen und antifungiziden Superkräfte können ätherische Öle unser Immunsystem unterstützen und so die ein oder andere Erkältung abwenden oder zumindest schnell lindern.

KRÄUTERBÜNDEL-*Erkältungs-Roll-on*

UND SO GEHT'S

Egal, ob die Erkältung dich schon erwischt hat oder du sie auf einer Reise oder zu Beginn der kalten Jahreszeit nur am Horizont erahnst, dieser praktische Roll-on kann dein Immunsystem unterstützen. Befülle dazu ein 10-ml-Roll-on-Fläschchen mit der folgenden Mischung und verdünne sie mit dem Trägeröl deiner Wahl:

- 10 Tropfen Thymian
- 4 Tropfen Lavendel
- 2 Tropfen Zimt
- 2 Tropfen Oregano
- 2 Tropfen Nelke
- 2 Tropfen Rosmarin

Die geballte Kräuterpower kann dich und deinen Körper dabei unterstützen, Infektionen abzuwehren (während du wie ein leckeres, italienisches Essen duftest). Die weihnachtlichen Noten von Zimt und Nelke wärmen, helfen bei Gliederschmerzen und sind Verbündete im Kampf gegen unerwünschte Bakterien und Viren. Lavendel kann neben seinen unzähligen anderen Superpowers sogar beim Fiebersenken unterstützen. Verwende den Roll-on prophylaktisch 2x täglich auf den Fußsohlen oder bei akuten Erkältungsbeschwerden so oft, wie es sich gut anfühlt, auf den Fußsohlen, der Brust, dem Hals oder hinter den Ohren.

POWER-ROLL-ON
gegen Halsschmerzen

Erkältungen machen sich bei mir oft mit einem ersten Kratzen im Hals bemerkbar. Früher hieß es für mich dann: Abwarten (und auf die Rotznase warten) und Tee trinken, aber seit ich mit ätherischen Ölen arbeite, schaffe ich es immer häufiger, die Erkältung noch abzuwenden. Und zwar mit dieser Roll-on-Mischung.

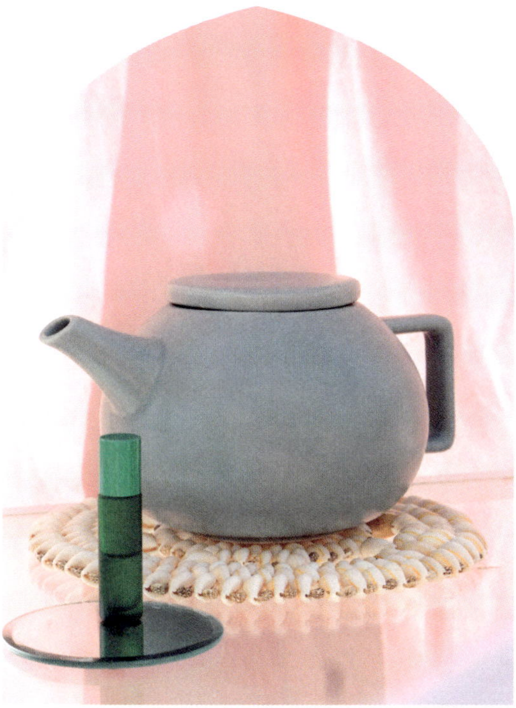

UND SO GEHT'S

Befülle ein 10-ml-Roll-on-Fläschchen mit den folgenden ätherischen Ölen und dem Trägeröl deiner Wahl. Gut zuschrauben, schütteln und beim ersten Kratzen im Hals auf die schmerzenden Lymphknoten rollern. Mehrmals täglich (mindestens 3x) wiederholen, bis die Halsschmerzen sich legen.

- 10 Tropfen Zitrone
- 8 Tropfen Weihrauch
- 5 Tropfen Orange
- 3 Tropfen Zimt
- 3 Tropfen Rosmarin
- 10 Tropfen Teebaum
- 8 Tropfen Oregano
- 3 Tropfen Nelke
- 3 Tropfen Eukalyptus

Tipp

Außerdem sind deine Fußsohlen generell eine gute Stelle, um ätherische Öle aufzutragen. Die Haut ist hier recht unempfindlich, und du behandelst über die Reflexzonen deinen ganzen Körper. Du kannst zum Beispiel diese Ölmischung ergänzend auf deine Fußsohlen rollern, einmassieren und ein Paar warme Socken darüberziehen.

LINDERNDES *Erkältungsbad*

Laufende Nase, Gliederschmerzen, Ohrenschmerzen, das volle Programm? Jetzt hilft nur ein wärmendes Erkältungsbad, um die Muskeln zu entspannen, die Nase zu befreien und wieder tief durchzuatmen.

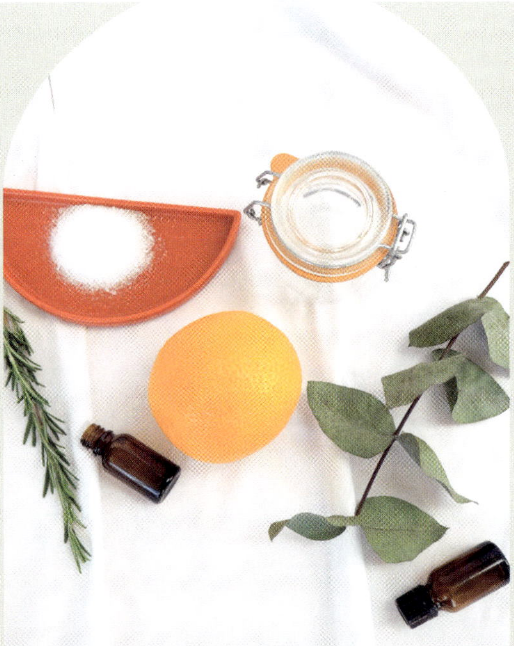

UND SO GEHT'S

Nimm dir am besten ein leeres Schraubglas und mische darin die ätherischen Öle mit 150 g Meersalz oder Epsom Salz. Benetze den Boden des Glases dafür mit:

- 5 Tropfen Eukalyptus
- 5 Tropfen Orange
- 3 Tropfen Rosmarin

Füge dann das Salz hinzu, verschließe das Glas und schwenke und schüttle es, um alles gut zu vermischen. Für dein Erkältungsbad gibst du einfach 3–4 Esslöffel ins Badewasser. Deine Mischung sollte für 2–4 Vollbäder reichen. Sehr praktisch ist es, immer etwas davon auf Vorrat zu haben und so für die nächste Erkältung gewappnet zu sein. Eukalyptus und Rosmarin befreien die Atemwege, während Orange unser Immunsystem boostet.

Schon gewusst?

Baden ist eine angenehme Art, ätherische Öle über die Haut aufzunehmen. Allerdings brauchen wir auch hier eine Trägersubstanz wie das Trägeröl in unseren Roll-on-Mischungen. Für Badezusätze eignen sich Meersalz oder Epsom Salz, aber auch Honig, Sahne oder Milch mit hohem Fettanteil.

SAUBERE-SACHE-
Handspray

Wenn du deine Hände unterwegs natürlich reinigen möchtest, kannst du das mit dieser angenehm duftenden Mischung machen.

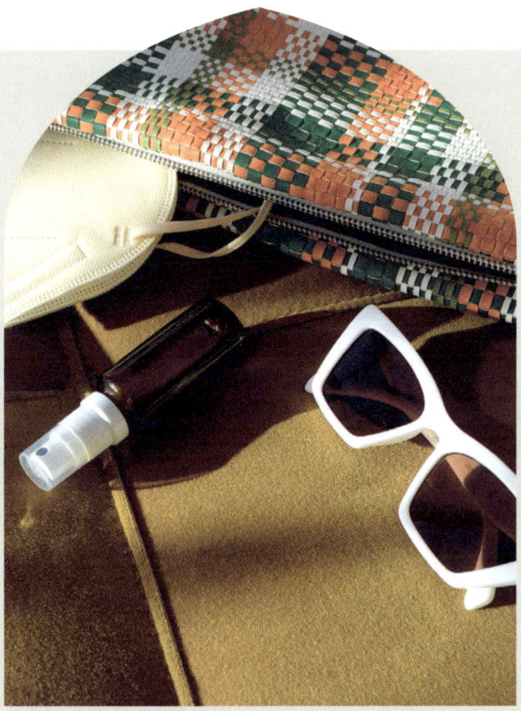

UND SO GEHT'S

Nimm dir eine leere 50-ml-Sprühflasche und befülle sie mit 30 ml Alkohol (Wodka eignet sich hierfür ganz wunderbar). Füge dann diese ätherischen Öle hinzu:

- 12 Tropfen Lavendel
- 8 Tropfen Zitrone
- 6 Tropfen Teebaum

Im Anschluss gibst du noch 30 ml destilliertes Wasser und 30 ml Trägeröl (Mandelöl eignet sich hier sehr gut) hinzu, verschließt die Flasche und schüttelst sie (wie auch vor jedem Gebrauch). Für die Anwendung einfach 1–2 Spritzer in die Handflächen geben und verreiben. Teebaum, Lavendel und Zitrone wirken antibakteriell und desinfizierend, wobei Lavendel, das berüchtigte Wunderöl, auch noch die Haut pflegt. Auch wenn die Wirkung nicht mit einem medizinischen Desinfektionsmittel vergleichbar ist, kannst du so deine Hände bis zu einem gewissen Grad reinigen.

AROMATHERAPIE BEI SCHMERZEN

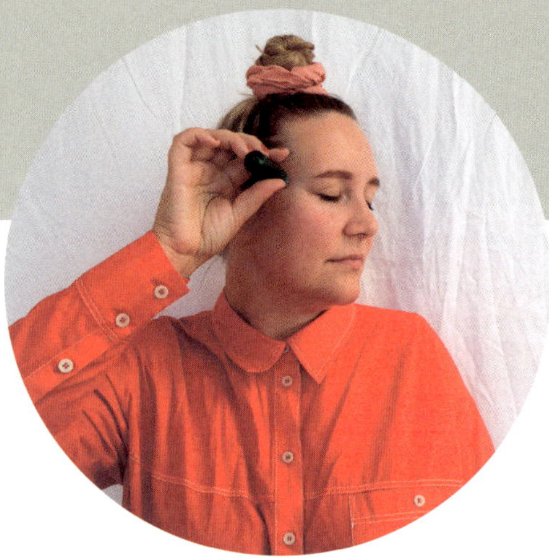

No pain, no gain? Glaub ich eher nicht! Trotzdem lassen sich Schmerzen wie Muskelkater, Spannungskopfschmerzen oder Rückenschmerzen manchmal schwer vermeiden. Für diese Fälle gibt es ein paar nützliche Ölmischungen.

SANFTE KRÄUTERMISCHUNG *gegen Kopfschmerzen*

UND SO GEHT'S

Am Ende von langen Tagen am Laptop kenne ich Spannungskopfschmerzen leider nur zu gut. Doch diese Mischung bringt mir in der Regel innerhalb einer halben Stunde etwas Linderung. Mische dir dafür einfach die folgenden ätherischen Öle in einem 10-ml-Roll-on-Fläschchen mit dem Trägeröl deiner Wahl:

- 10 Tropfen Pfefferminze
- 8 Tropfen Majoran
- 8 Tropfen Korianderblätter
- 5 Tropfen Wintergrün
- 5 Tropfen Lavendel
- 3 Tropfen Kamille

Schon gewusst?

Wintergrün wird schon seit Jahrhunderten zur Krampflösung und Entspannung in der Aromatherapie eingesetzt. Besonders durch den Tiger Balm ist es den meisten vom Geruch her bekannt.

SCHLEICH DICH, *Muskelkater!*

UND SO GEHT'S

Ewig keinen Sport gemacht und dann total übertrieben? Das ist mein absoluter Klassiker! Deswegen bin ich auch ein großer Fan von diesem Muskelkaterspray, das du am besten direkt nach dem Sport auf die Beine (oder andere Körperteile und Muskelgruppen, die du gerade trainiert hast) aufsprühst und einmassierst. Nimm dir für dein Muskelkaterspray am besten eine 100-ml-Sprühflasche, befülle sie mit 50 ml Mandelöl und 50 ml Immortellenwasser und ergänze diese ätherischen Öle:

- 8 Tropfen Grapefruit
- 5 Tropfen Wintergrün
- 5 Tropfen Rosmarin

GEBALLTE PFLANZENKRAFT *gegen Rückenschmerzen*

Sitzen ist ja das neue Rauchen, heißt es, und mein Rücken kann da häufig ein Lied von singen. Nach Tagen am Schreibtisch oder langen Autofahrten habe ich oft dumpfe Kreuzschmerzen. Hier helfen vor allem Yoga und Gymnastik, außerdem, öfter mal aufzustehen und Pausen zu machen, klar. Aber ein wärmendes Öl gegen die Rückenschmerzen kann hier auch optimal unterstützen und weitere Linderung bringen.

UND SO GEHT'S

Mische dir dafür die folgenden ätherischen Öle in einem 10 ml-Roll-on-Fläschchen mit dem Trägeröl deiner Wahl:

- 10 Tropfen Kampfer
- 6 Tropfen Immortelle
- 2 Tropfen Ylang-Ylang
- 8 Tropfen Wintergrün
- 4 Tropfen Blauer Rainfarn

Tipp

Am besten, du trägst das Öl nicht nur an der schmerzenden Stelle auf, sondern rollerst einmal die ganze Wirbelsäule entlang, um sie zu mobilisieren.

AROMATHERAPIE BEI ALLERGIEN UND ATEMWEGS-BESCHWERDEN

*Wenn die Erkältungszeit, die gleichzeitig dank Heizungsluft die Hochzeit der Hausstauballergie ist, im Frühling zu Ende geht, startet ja passenderweise die Pollensaison mit einer Bühnenshow aus Frühblühern, Pollen, Gräsern und dem krönenden Abschluss mit Beifuß und Co. im Sommer. Für alle Allergiker*innen, Asthmatiker*innen und Rotznasen: Hier kommen ein paar Mischungen, die mir in den letzten Jahren Linderung geschenkt haben.*

VERSCHNAUFPAUSE-*Diffuser-Mischung*

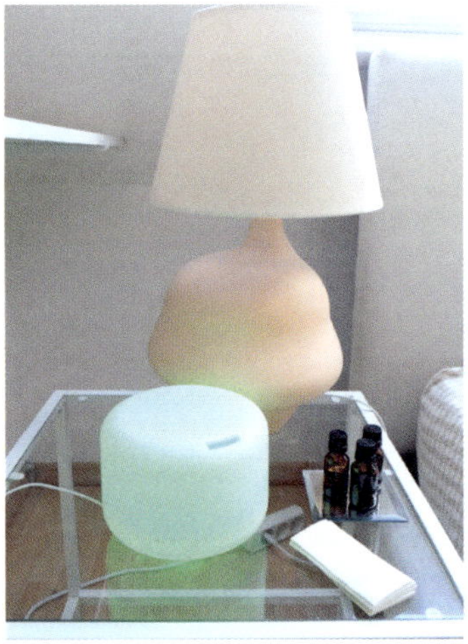

UND SO GEHT'S

Wenn dich draußen die Pollen verfolgen oder du wegen deiner erkältungsbedingten Atemwegsbeschwerden kaum einschlafen kannst, habe ich die optimale Diffusermischung für dich. Lass sie bei Allergie (bei geschlossenen Fenstern) immer mal wieder am Tag laufen und bei Einschlafschwierigkeiten ruhig die ganze Nacht. Befülle deinen Diffuser dafür mit etwas Wasser und den folgenden Ölen:

- 3 Tropfen Zitrone
- 3 Tropfen Lavendel
- 2 Tropfen Weihrauch
- 2 Tropfen Pfefferminze

EUKALYPTUS-
Dampf-Dusche

Wenn du auch öfter unter Atemwegsbeschwerden leidest, kennst du das sicher auch: Das Gefühl, einmal so richtig tief durchzuatmen, fühlt sich fantastisch an. Damit du dieses geniale Gefühl mindestens einmal täglich erleben kannst, empfehle ich dir eine Eukalyptus-Dampf-Dusche, auf die jeder Koala neidisch wäre.

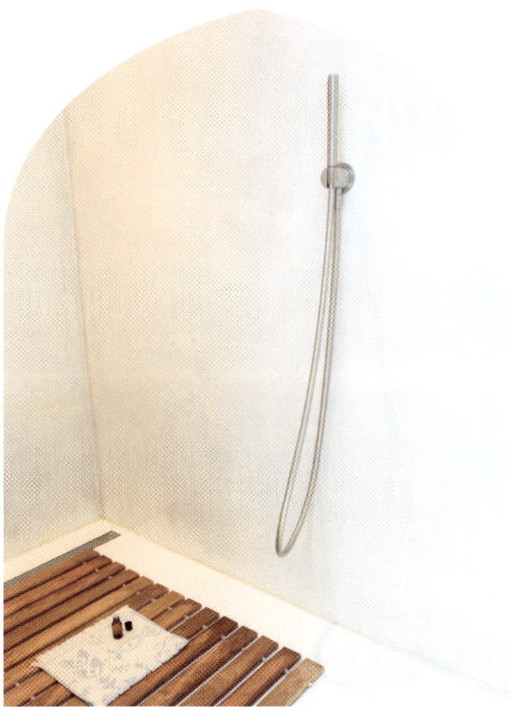

UND SO GEHT'S

Nimm dir einen Waschlappen oder ein kleines Gästehandtuch, das du nass machst, träufle dann 2–4 Tropfen Eukalyptusöl auf das Handtuch, lege es auf den Boden deiner Duschkabine und stelle dann das Wasser an. Das Duschwasser sollte ruhig heiß sein (nicht so heiß, dass du dich verbrennst), sodass du eine Menge wohltuenden Eukalyptusdampf produzierst. Stell dich entspannt unter die Dusche und atme ein paar Mal tief durch, bevor du mit deiner Haar- und Körperpflege beginnst. Wenn du keinen Waschlappen zur Hand hast, kannst du auch 1–2 Tropfen Eukalyptusöl unter der heißen Dusche zwischen deinen Handflächen verreiben, sie vor dein Gesicht halten und tief durchatmen. Wasche das Öl danach gut ab.

Tipp

Alternativ kannst du auch ein Bündel Eukalyptus in die Dusche hängen. Durch den Wasserdampf lösen sich mit der Zeit die ätherischen Öle aus den Blättern.

HEUSCHNUPFEN-HELFER *für unterwegs*

Da du ja schlecht die ganze Pollensaison über zu Hause sitzen kannst, ist es gut, einen kleinen Helfer dabeizuhaben. Ich habe Wochen im Jahr, in denen ich mich kaum vor die Tür traue (Hallo, Birke!), gerade dann habe ich immer diesen Roll-on in der Tasche.

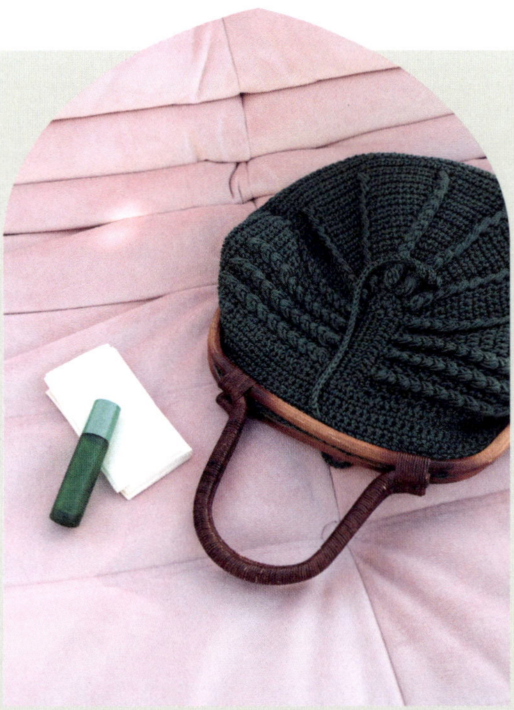

UND SO GEHT'S

Wenn ich das Gefühl habe, dass sich meine Nase völlig verschließt, der Rachen juckt und mir das Atmen schwerer fällt (trotz Antihistaminika, die mich in dieser Jahreszeit begleiten), zücke ich meinen kleinen Roll-on, roller mir ordentlich in die Handflächen, reibe sie zusammen und inhaliere dann das frische Aroma. So kann ich auch beim romantischen Picknick auf der Wiese zwischendurch sogar mal etwas riechen.

Mische dir dafür die folgenden ätherischen Öle in einem 10-ml-Roll-on-Fläschchen mit dem Trägeröl deiner Wahl und hab es immer griffbereit:

- 8 Tropfen Pfefferminze
- 6 Tropfen Teebaum
- 4 Tropfen Lorbeerblatt
- 3 Tropfen Ravintsara
- 8 Tropfen Eukalyptus
- 6 Tropfen Zitrone
- 4 Tropfen Kardamom

TIEF-DURCHATMEN-
Roll-on

Manchmal fühlt es sich an, als würden sich die Erkältung oder der fiese Heuschnupfen in unseren Lungen festklammern. Besonders beim (Ein)Schlafen nervt das extrem. Ich habe deswegen einen kleinen Roll-on neben dem Bett, den ich mir vor dem Einschlafen, oder wenn ich nachts aufwache, auf den Brustkorb rollere.

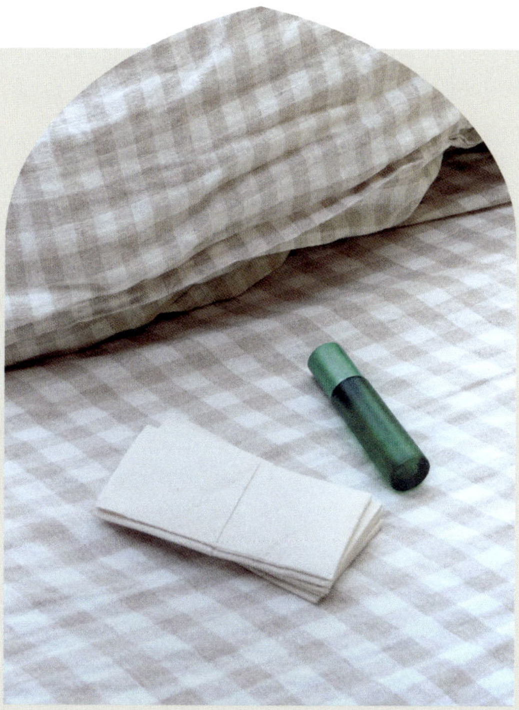

UND SO GEHT'S

Mische dir dafür die folgenden ätherischen Öle in einem 10-ml-Roll-on-Fläschchen mit dem Trägeröl deiner Wahl und verwahre es auf deinem Nachttisch:

- 4 Tropfen Zypresse
- 6 Tropfen Eukalyptus
- 2 Tropfen Zedernholz

Schon gewusst?

Gerade wenn wir häufig unter Erkältungen oder Allergien leiden, sind unser Körper und unser Verstand schon daran gewöhnt, dass wir „immer krank werden". Eukalyptusöl kann uns dabei helfen, uns von diesem Muster zu befreien und mehr Vertrauen in unseren Körper und unsere Gesundheit zu entwickeln.

AROMATHERAPIE FÜR DIE VERDAUUNG

Unser Bauchgefühl kann unser Kompass sein. Doch bei vielen (mir zum Beispiel) ist der Bauch auch die Sollbruchstelle und meldet sich mit Schmerzen, Blähungen oder anderen unangenehmen Symptomen, wenn er etwas tatsächlich oder emotional nicht gut verdauen kann. Hier ein paar praktische Rezepte, die mir schon öfter Linderung verschafft haben und mir das Gefühl von Handlungsfähigkeit geben, wenn mir unerwartet etwas auf den Magen schlägt.

FEUERLÖSCHER *bei Sodbrennen*

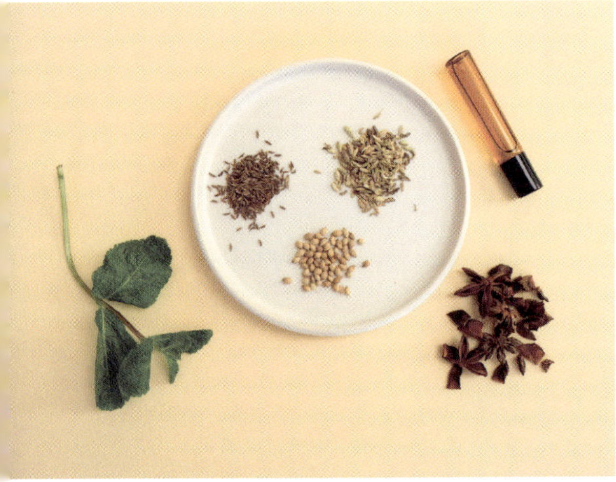

UND SO GEHT'S

Vielleicht kennst du auch das unangenehme Gefühl von Sodbrennen? Um diesem unangenehmen Gefühl, zum Beispiel nach einem Festtagsessen, vorzubeugen oder es im akuten Fall etwas zu lindern, kannst du dir diesen Roll-on mischen. Die Ölmischung trägst du auf die Haut über deinem Magen und der Speiseröhre auf und massierst sie sanft ein. In ein 10-ml-Fläschchen gehören dafür neben dem Trägeröl deiner Wahl:

- 10 Tropfen Pfefferminze
- 8 Tropfen Fenchel
- 6 Tropfen Kümmel
- 4 Tropfen Koriander
- 4 Tropfen Anis
- 3 Tropfen Estragon

VERDAUUNGSHELFER-
Roll-on

Wenn's im Bauch rumpelt, bei Übelkeit oder Völlegefühl kann diese Roll-on-Mischung Beruhigung bringen.

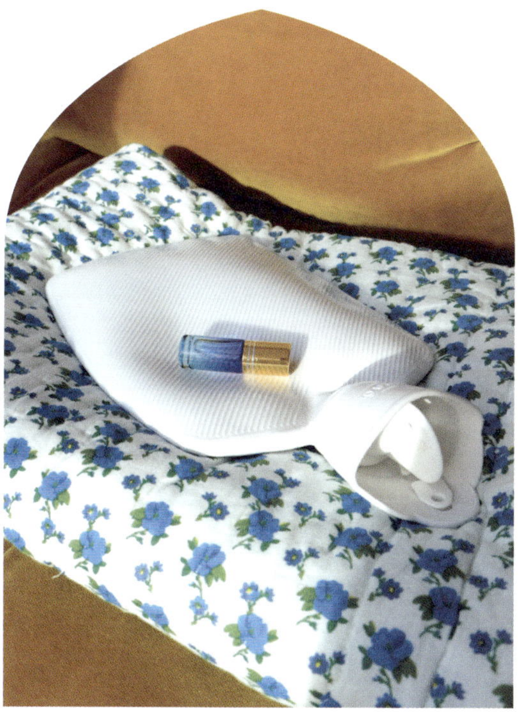

UND SO GEHT'S

Mische die folgenden ätherischen Öle in einem 10 ml-Roll-on-Fläschchen mit dem Trägeröl deiner Wahl und massiere es bei Bauchbeschwerden sanft und mit warmen Händen im Uhrzeigersinn auf deinem Bauch ein. Am besten legst du dir danach eine Wärmflasche oder ein Körnerkissen auf den Bauch und ruhst mindestens 20–30 Minuten. Hier kommen die Öle für die Mischung:

- 10 Tropfen Rosmarin
- 8 Tropfen Zitrone
- 4 Tropfen Majoran
- 4 Tropfen Fenchel

Tipp

Ich rate ja eigentlich nicht dazu, ätherische Öle innerlich anzuwenden. Doch wenn du ein Zitronenöl hast, das zum Verzehr geeignet ist, kannst du, wenn du das Gefühl hast, Durchfall zu bekommen, schnell einen Tropfen unter die Zunge geben. Ich persönlich habe damit schon oft positive Erfahrungen gemacht. Du solltest es aber vorsichtig testen und nicht zu häufig anwenden.

GUTES-BAUCHGEFÜHL-
Roll-on

Manchmal bereiten uns Stresssituationen, Angst oder andere emotionale Auslöser echte Bauchschmerzen. Auch hier können ätherische Öle wunderbar dabei unterstützen, diese Gefühle zu verdauen und die Bauchschmerzen zu lindern.

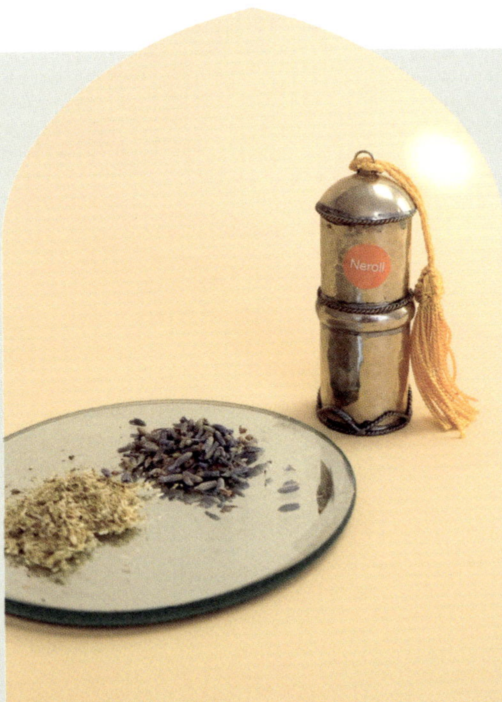

UND SO GEHT'S

Mische dir dafür die folgenden ätherischen Öle in einem 10 ml-Roll-on-Fläschchen mit dem Trägeröl deiner Wahl und massiere es sanft im Uhrzeigersinn auf deinem Bauch ein:

- 5 Tropfen Kamille
- 3 Tropfen Lavendel
- 2 Tropfen Neroli

Neroli hilft uns, über seinen sinnlichen Duft mit unseren Emotionen in Kontakt zu kommen. Gleichzeitig beruhigt es, wie auch Lavendel, unser ganzes System. Die Kamille wirkt lindernd und beruhigend auf unseren Bauch, ganz wie der bewährte Kamillentee, nur viel komprimierter.

DUFTE
Bauchmassage

*Egal, ob du dich bei der Arbeit über eine*n nervige*n Kolleg*in geärgert hast, du als höflicher People Pleaser den Tag über deine Emotionen einfach heruntergeschluckt hast, anstatt sie wirklich zu fühlen, oder dir das Mittagessen schwer im Magen liegt: Mit dieser duften Bauchmassage am Abend kannst du alles lösen (also zumindest in deinem Bauchraum).*

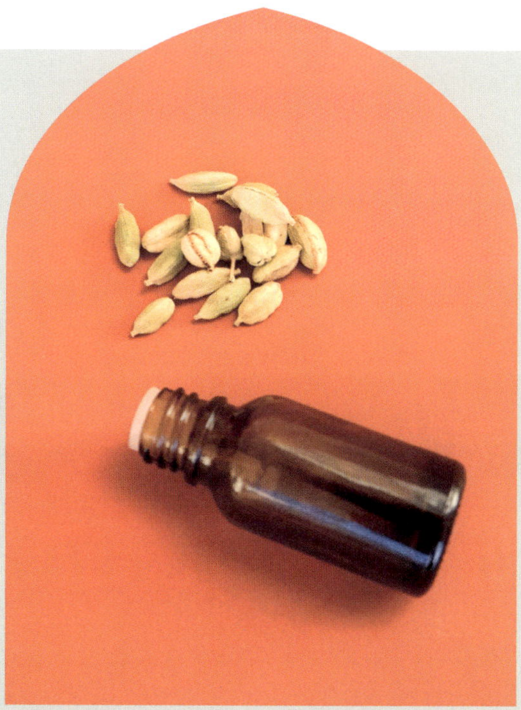

UND SO GEHT'S

Mische dir die folgenden ätherischen Öle in einem 10 ml-Roll-on-Fläschchen mit dem Trägeröl deiner Wahl und massiere es für mindestens 3 Minuten sanft im Uhrzeigersinn auf deinem Bauch ein:

- 8 Tropfen Kardamom
- 4 Tropfen Kamille

Kardamom kann uns dabei helfen, Ärger, Frustration und andere Emotionen zu verdauen und einen friedlichen Blick auf die Situation zu gewinnen. Dabei duftet es umwerfend nach schwedischem Gebäck. Stell dir gern die Spiralform einer Kardamomschnecke beim Massieren deines Bauches vor (eine kleine Gebäckmeditation, wenn du so willst). Die Kamille wirkt beruhigend auf deine Sinne und löst festsitzenden Stress.

READY FOR BOARDING:
Starkes Reisebegleiter-Duo

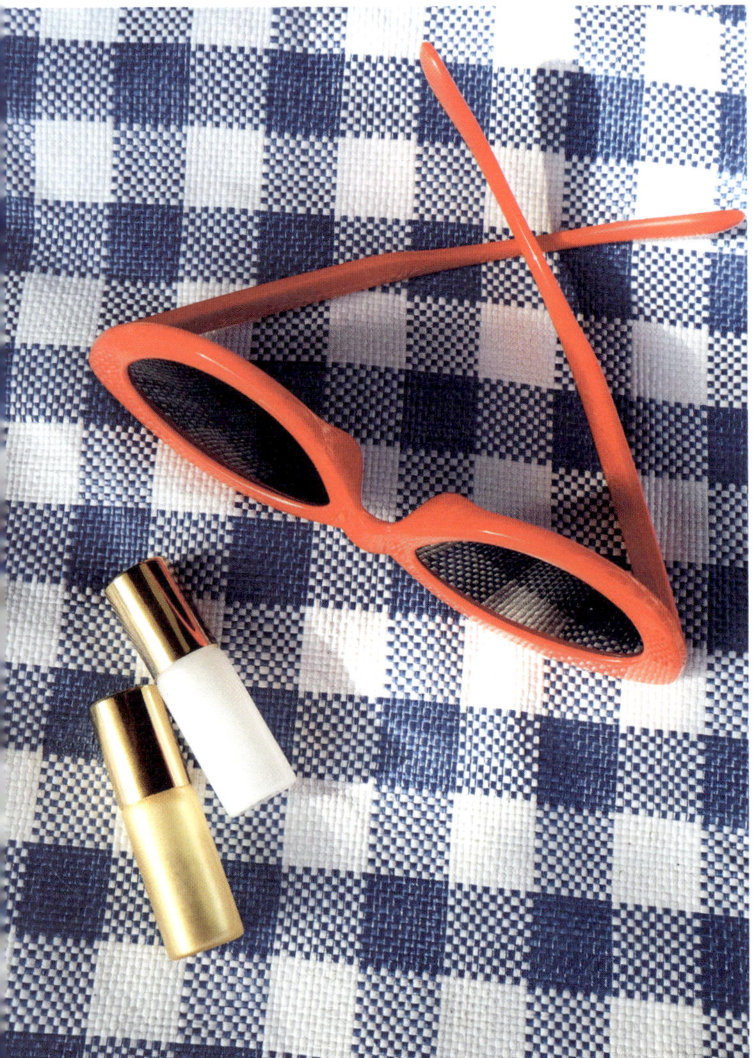

Endlich Urlaub! Aber leider können wir uns nicht direkt an den Strand beamen. Falls du Flugangst hast, der Gedanke an eine lange Nachtzugfahrt dich nervös macht oder du unter Reiseübelkeit leidest, kommt hier die Lösung. Letzteres ging bei mir gefühlt immer schon los, wenn sich Aufregung und frühes Aufstehen vermischten. Dann war ganz egal, ob es in Auto, Zug, Bus, Boot oder Flugzeug ging, ich wurde grün im Gesicht – bis ich diese Öl-Blends für mich entdeckte.

Für diese zwei Reisebegleiter-Blends empfehle ich dir praktische Roll-on-Fläschchen zum einfachen Auftragen in einer 5-ml-Größe (das passt easy in die zugelassenen Milliliter an Flüssigkeit im Handgepäck). Beide Fläschchen befüllst du mit den ätherischen Ölen und füllst sie danach mit dem Trägeröl deiner Wahl auf.

MACH DIE FLIEGE, FLUGANGST!

- 10 Tropfen Weihrauch
- 5 Tropfen Orange
- 2 Tropfen Majoran

UND SO GEHT'S

Am besten trägst du die Ölmischung schon vor Reisebeginn prophylaktisch auf deine Pulspunkte am Handgelenk, hinter den Ohren und auf deinem Brustraum auf. Nimm dabei ein paar ruhige, tiefe Atemzüge. Wenn du dann das Flugzeug (oder den Nachtzug) geboardet hast, trägst du die Mischung erneut auf deine Handgelenke auf und riechst ganz bewusst an deinem Roll-on-Fläschchen oder reibst deine Handgelenke aneinander und schnupperst zur Beruhigung an ihnen.

REISE-ÜBELKEIT, ADE!

- 10 Tropfen Pfefferminze
- 10 Tropfen Ingwer
- 5 Tropfen Fenchel

UND SO GEHT'S

Wenn du weißt, dass eine Boots- oder Busfahrt ansteht, bei der dir schlecht werden könnte, massiere dir am besten schon vorher diese Mischung auf Fußsohlen und Bauch. Hab dein Fläschchen dann immer griffbereit und riech an ihm, sobald dir etwas flau wird. Du kannst bei Bauch und Fußsohlen auch jederzeit nachmassieren (soweit deine Reise es zulässt).

AROMATHERAPIE BEI PMS UND MENSTRUATIONS-BESCHWERDEN

Das Prämenstruelle Syndrom (PMS) betrifft viele Menstruierende. Falls du nicht dazugehörst, lucky you! Wenn doch: willkommen im Club! Hier kommen ein paar meiner Lieblingsrezepte, die mir persönlich helfen, meine Krämpfe leicht zu lindern, vor allem aber meine Gereiztheit und Niedergeschlagenheit etwas abzuschwächen. Ich hoffe, sie helfen dir auch. Du bist auf jeden Fall nicht alleine.

I-FEEL-IT-ALL- *Diffuser-Mischung*

UND SO GEHT'S

Wenn du zu Hause von deinem fiesen PMS heimgesucht wirst, kannst du den Diffuser mit dieser Mischung füttern. Sie hilft mir meist innerhalb einer halben Stunde, mich weniger gereizt und roh zu fühlen. Befülle deinen Diffuser dafür mit etwas Wasser und der folgenden Mischung:

- 5 Tropfen Lavendel
- 2 Tropfen Zedernholz
- 5 Tropfen Muskatellersalbei
- 2 Tropfen Ylang-Ylang
- 1 Tropfen Geranie

Lavendel wirkt beruhigend, während Muskatellersalbei dabei helfen kann, den Hormonhaushalt ins Gleichgewicht zu bringen. Zedernholzduft hilft, wenn wir uns isoliert, einsam oder einfach etwas off fühlen. Ylang-Ylang hilft uns dabei, Kontrolle abzugeben, und Geranie wirkt trostspendend.

Tipp

Lasse den Diffuser am besten immer 15 Minuten laufen und schalte ihn dann erstmal wieder für eine Stunde aus. Die feinen Ölmoleküle sind überall in der Luft und wirken bereits.

PMS-SUPPORT-
Roll-on

Für Tage, an denen ich mich, hormonell bedingt, wie ein rohes Ei fühle und mich schon kleinste Dinge an meine Grenzen bringen, habe ich mir angewöhnt, diesen Roll-on dabeizuhaben.

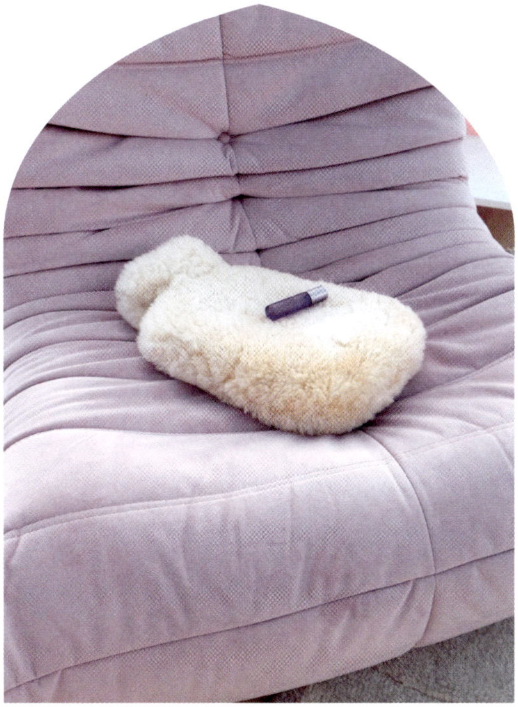

UND SO GEHT'S

Befülle ein 10-ml-Roll-on-Fläschchen mit den folgenden Ölen und ergänze das Trägeröl deiner Wahl:

- 10 Tropfen Muskatellersalbei
- 8 Tropfen Lavendel
- 6 Tropfen Fenchelöl
- 4 Tropfen Geranie
- 2 Tropfen Majoran
- 1 Tropfen Zimt
- 6 Tropfen Bergamotte
- 4 Tropfen Zedernholz
- 2 Tropfen Ylang-Ylang
- 1 Tropfen Jasmin

Mit deinem Roll-on kannst du jetzt zwei Punkte auf deinen Unterbauch malen, etwa da, wo deine Eierstöcke sitzen, und die beiden dann mit einem Smiley-Lächeln über deiner Gebärmutter verbinden. Dann einfach die Mischung sanft einmassieren und genauso breit wie dein Smiley lächeln. Reibe dir ruhig noch ein bisschen der Mischung hinter deine Ohren und atme tief durch. Nach etwa 20 Minuten solltest du dich wieder mehr in deiner Kraft fühlen.

Tipp

Es gibt auch Roll-on-Fläschchen im Handel, deren Rollerkugel aus einem Heilstein gemacht ist. Für diese Mischung bietet sich ein Rosenquarz oder Amethyst für mehr Selbstliebe und Vertrauen an.

KLEOPATRA-
Badezusatz

Von der Selfcare- und Duftexpertin Kleopatra habe ich dir ja schon zu Beginn des Buches erzählt. Ich kann leider nicht sagen, ob auch sie im Club der PMS-Ladys war, aber sie ist meine Muse für diese Bademischung, die zwar nicht mit Eselsmilch gemacht ist, dafür aber wahre Linderung bei PMS bringen kann.

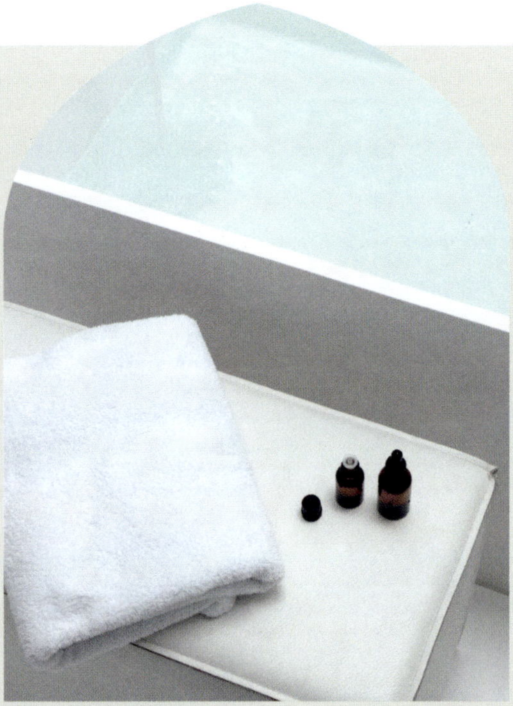

UND SO GEHT'S

Nimm dir ein sauberes Schraubglas und benetze die Wände mit den folgenden Ölen:

- 4 Tropfen Majoran
- 3 Tropfen Rose
- 3 Tropfen Bergamotte
- 2 Tropfen Basilikum

Füge nun 150 g Epsom Salz und 150 g Meersalz hinzu und schüttle das Glas gut. Für ein wohltuendes Vollbad, das krampflösend und empowernd wirken kann, brauchst du etwa 4–5 Esslöffel deiner Mischung. Bade nicht zu heiß und versuche, mindestens 30 Minuten in der Wanne zu entspannen.

Tipp

Für extra Kleopatra-Feeling kannst du die ätherischen Öle auch mit Sahne oder Milch mit hohem Fettanteil mischen. Außerdem kannst du nach Belieben noch ein paar getrocknete Rosenblätter in die Wanne oder in deine Badesalz-Mischung geben.

KRAMPFLINDERNDES *Massageöl*

Hast du auch schon mal gehört, dass du dich zur Menstruation wie eine Königin behandeln sollst? Ich fühle mich leider nicht so häufig danach, finde es aber eine empowernde Idee, sich in dieser Zeit des Zyklus besonders viel Selbstfürsorge zu gönnen. Vielleicht kann diese royale Selfcare die Form einer Massage annehmen.

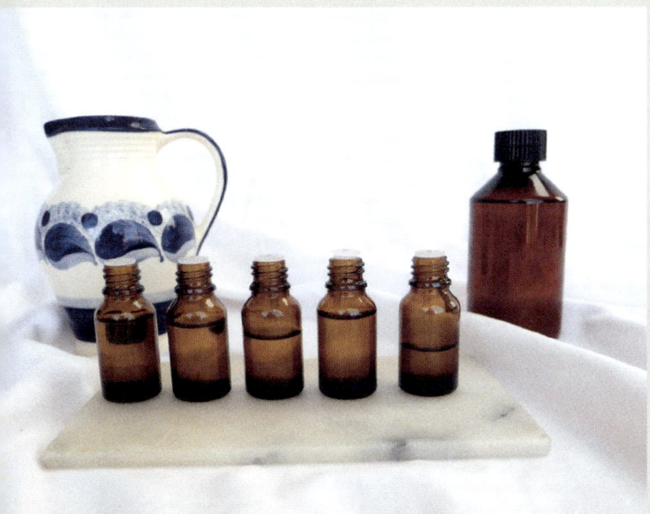

Eventuell hast du eine*n gute Freundin, Schwester, Partner*in, der/die dich massieren möchte. Oder du massierst diese Ölmischung selbst ganz in Ruhe in Arme, Beine, Füße, Brust, Po, Bauch (und soweit du an deinen Rückenbereich herankommst) nach dem Duschen oder Baden ein. Du kannst auch nur entspannt deinen Bauch und die Oberschenkel massieren, was sehr wohltuend und krampflösend wirken kann.

UND SO GEHT'S

Für das Massageöl füllst du dir am besten ausreichend Mandelöl in eine kleine Karaffe (es eignen sich auch kleine Milchkännchen mit 200–500 ml Fassungsvermögen) und mischst es mit den folgenden Ölen:

- 3 Tropfen Lavendel
- 2 Tropfen Kamille
- 2 Tropfen Muskatellersalbei
- 2 Tropfen Grapefruit
- 1 Tropfen Bergamotte

Den beruhigenden Lavendel und hormonell balancierenden Muskatellersalbei kennst du ja bereits. Grapefruit unterstützt dich dabei, dich in deinem Körper wohlzufühlen, die Kamille wirkt krampflösend, und Bergamotte schenkt dir einen Sonnenstrahl voller Selbstakzeptanz. Die Mischung hält sich 2 Tage lang.

AROMATHERAPIE **FÜR MEHR LUST**

Keine Lust? Das kann daran liegen, dass wir den ganzen Tag mit Denken und Planen verbringen, und selbst wenn wir körperlich aktiv sind, zu selten gezielt in unseren Körper hineinspüren. Durch bewusste Momente, in denen wir unseren Körper wahrnehmen, lässt sich oft ganz einfach ein Funken der Lust entfachen. Was dabei helfen kann? Entweder die Göttin Aphrodite höchstpersönlich oder noch einfacher: ätherische Öle.

APHRODISIERENDES *Aphroditebad*

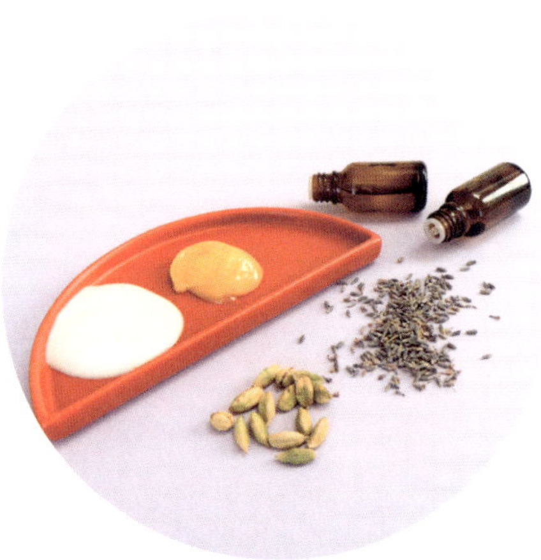

UND SO GEHT'S

Wie wär's mit einem Göttinnen würdigen Vollbad, um in Stimmung zu kommen? Deinen nackten Körper und die sanfte Berührung des Wassers auf deiner Haut zu spüren, ist eine der effektivsten Methoden, um aus deinem Kopf und in deinen Körper zu kommen. Durch seine sinnlichen Zutaten und aphrodisierenden ätherischen Öle ist dieses Bad ein besonderes Geschenk für dich und deinen Körper. Lasse dir warmes Badewasser ein und füge folgende Zutaten hinzu:

- 2 Esslöffel Bio-Honig
- 5 Tropfen Zedernholz
- 3 Tropfen Ylang-Ylang
- 1 Dose Bio-Vollfett-Kokosmilch
- 10 Tropfen Lavendel
- 5 Tropfen Geranie
- 2 Tropfen Kardamom

SINNLICHE *Massage*

*Eine andere wundervolle Methode, um deine Lust (oder die deiner*s Partner*in) zu wecken, ist eine entspannte Massage. Ihr müsst beide keine Profis sein oder bestimmte Massagegriffe beherrschen. Indem ihr alle Berührungen langsam und bewusst ausführt, entsteht ganz viel Nähe, und es fühlt sich für die massierte Person automatisch intensiver an.*

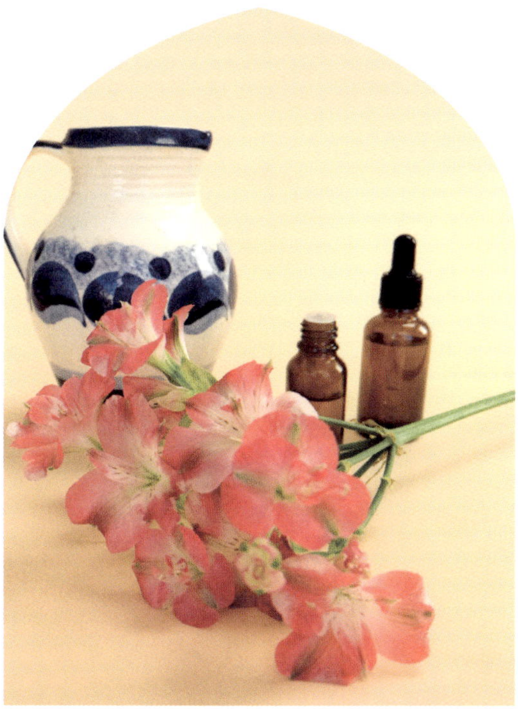

UND SO GEHT'S

Achtet darauf, was sich gut anfühlt, gebt einander Feedback und sprecht eure Grenzen an (übrigens alles Dinge, die dann auch wichtig werden, wenn die Lust geweckt ist und es weiter im Programm geht). Nimm dir für das Massageöl am besten eine kleine Karaffe (es eignen sich auch kleine Milchkännchen mit 200–500 ml Fassungsvermögen) und befülle sie mit ausreichend Mandelöl. Ergänze dann diese ätherischen Öle:

- 2 Tropfen Ylang-Ylang
- 2 Tropfen Jasmin
- 1 Tropfen Patchouli
- 1 Tropfen Sandelholz

Brauche die Mischung aus der Karaffe innerhalb von 2 Tagen auf.

LUSTTROPFEN-
Roll-on

Dass unsere Lust mal mehr und mal weniger stark ist, ist ganz normal. Das hat hormonelle, stressbedingte, gesundheitliche, wetterbedingte und sonstige Gründe.

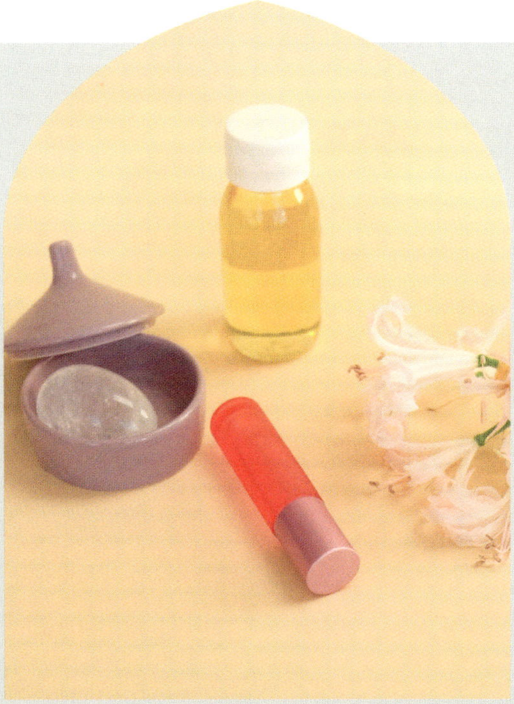

Bei menstruierenden Personen ist die Lust häufig stark abhängig von der Zyklusphase, wobei auch hier die Phasen, in denen man Lust hat oder keine Lust, von Person zu Person sehr unterschiedlich sind. Das ist alles ganz normal und wunderbar so. Falls du vielleicht trotzdem ab und zu mal nachhelfen möchtest oder von dir selbst weißt, dass du in einer Zyklusphase selten Lust hast, das aber gerne ändern möchtest, kann dir dein selbst gemachter Lusttropfen-Roll-on dabei helfen.

UND SO GEHT'S

Mische dir die folgenden ätherischen Öle in einem 10-ml-Roll-on-Fläschchen mit dem Trägeröl deiner Wahl und massiere es bei Bedarf 2–4x täglich auf deinen Unterbauch (und wenn du magst auch als Parfum hinter die Ohren):

- 3 Tropfen Geranie
- 2 Tropfen Muskat
- 2 Tropfen Ylang-Ylang
- 2 Tropfen Atlaszeder

DANCE-IT-OUT-*Diffuser-Mischung*

Eine andere schöne Art, deine sexuelle Energie (aka Lebensenergie) fließen zu lassen, falls sie gerade von zu viel Grübeln und Am-Schreibtisch-Sitzen festhakt, ist, zu tanzen.

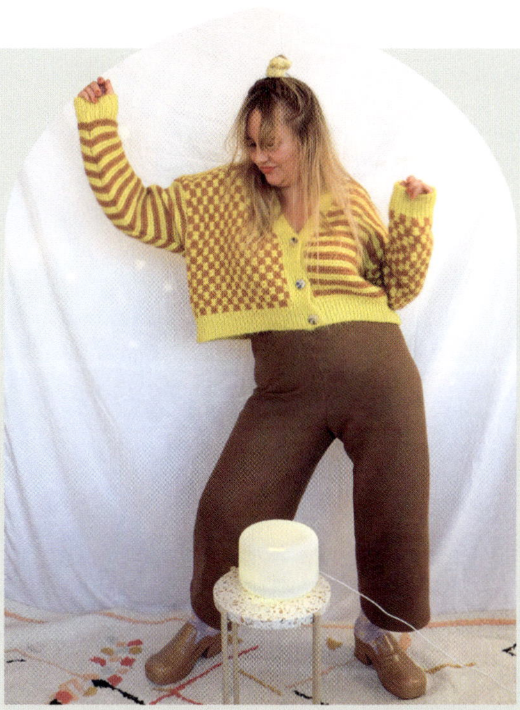

UND SO GEHT'S

Was ist dein Lieblingssong, um die Hüften kreisen zu lassen und deinen Körper zu spüren? Ich bin mir sicher, Beyoncé oder Shakira haben da etwas Passendes für dich in petto. Dazu kannst du dir wunderbar deinen Diffuser anmachen, und zwar mit dieser betörenden Mischung. Fülle einfach etwas Wasser in deinen Diffuser, ergänze diese Öle und lasse den Diffuser im Hintergrund laufen:

- 4 Tropfen Ingwer
- 2 Tropfen Neroli
- 2 Tropfen Ylang-Ylang
- 2 Tropfen Rose

AROMATHERAPIE **FÜR DETOX**

Auf unterschiedlichste Art zu entgiften kann ein Akt der Selbstfürsorge sein. Sei es beim Digital Detox, bei dem der Verzicht auf Social Media oder andere technische Geräte den Geist klärt, oder eine körperliche Reinigung, die dich stärkt. Hier ein paar Tricks und Rezepte, wie ätherische Öle dich beim Entgiften supporten können.

DETOX-POWER- *Leberwickel*

UND SO GEHT'S

Unsere Leber ist so busy mit den ganzen Giftstoffen, die wir aus unserer Umwelt aufnehmen. Hinzu kommen noch unsere Hormone, Zucker, Koffein, Alkohol und andere Späße. So kannst du sie unterstützen: Mache dir eine Wärmflasche und tränke ein kleines Handtuch in warmes Wasser. Nun träufelst du 1–3 Tropfen der Öl-Mischung auf das Handtuch. Jetzt legst du das Handtuch über deine Leber (also unter deinen rechten Rippenbogen), platzierst die Wärmflasche darüber und bindest das ganze Konstrukt mit einem Schal fest (ich nutze immer einen fertigen Wärmeschal). Lege dich entspannt hin und lass den Wickel mindestens eine Stunde lang wirken. Nimm dir für die Ölmischung ein leeres 100-ml-Glasfläschchen zur Hand, in dem du die unten stehenden Zutaten zusammenmischst:

- 60 ml Mandelöl
- 10 Tropfen Mandarine
- 8 Tropfen Rosmarin
- 5 Tropfen Wacholder
- 3 Tropfen Geranie
- 3 Tropfen Korianderblätter

AROMATISCHES *Trockenbürsten*

Hast du schon mal Erfahrungen mit Trockenbürsten gemacht? Die ersten paar Male kann diese Technik, die schon im alten Griechenland praktiziert wurde, etwas gewöhnungsbedürftig sein, doch probier's mal aus.

UND SO GEHT'S

Nimm eine handflächengroße Bürste mit starken Borsten (meist Wildschweinborsten oder die vegane Version mit Kokosborsten) und bürste deine trockene Haut mit der trockenen Bürste mit sanftem Druck. Dabei werden alte Hautschuppen abgelöst und die Durchblutung und das Lymphsystem angeregt.

Wichtig ist, dass du immer **zum Herzen hin** bürstest, also von den Füßen die Beine hoch, von den Händen zu den Schultern usw. Idealerweise machst du das Ganze 3x die Woche, am besten morgens. Mit 1–3 Tropfen eines ätherischen Öls deiner Wahl, das du auf die Borsten träufelst, kannst du den entgiftenden, reinigenden, anregenden und loslassenden Effekt noch verstärken und alle deine Sinne mit einbeziehen. Hier kommen meine Favoriten:

- **Rosmarin** (macht wach, pflegt die Haut, regt den Stoffwechsel an)
- **Grapefruit** (hebt die Laune, entgiftet, hilft dir, deinen Körper wertzuschätzen)
- **Patchouli** (hebt die Laune, entspannt, hilft dir, dich in deinem Körper zu Hause zu fühlen)
- **Wachholder** (entgiftet, hilft beim Loslassen, unterstützt dich dabei, deine Schattenseiten anzunehmen)
- **Rose** (pflegt die Haut, verbindet dich mit deinem Herzraum, schenkt mehr Selbstliebe)
- **Neroli** (wirkt entspannend auf die Muskulatur, hebt die Stimmung, hilft dir, dich sinnlich und verbunden zu fühlen)
- **Bergamotte** (hebt die Laune, hilft dir, weniger kritisch mit dir selbst zu sein)

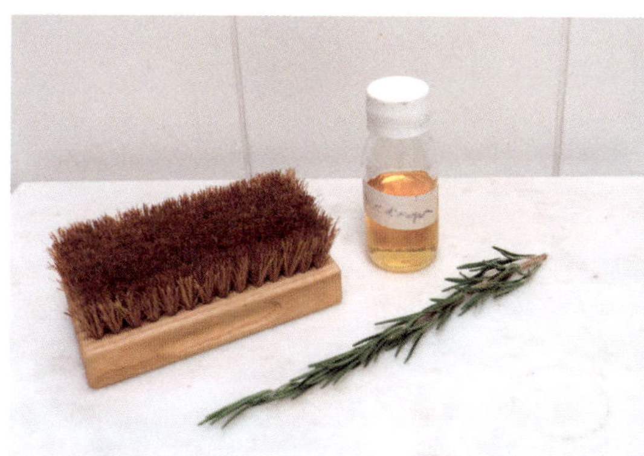

PORENREINIGENDES *Gesichtsdampfbad*

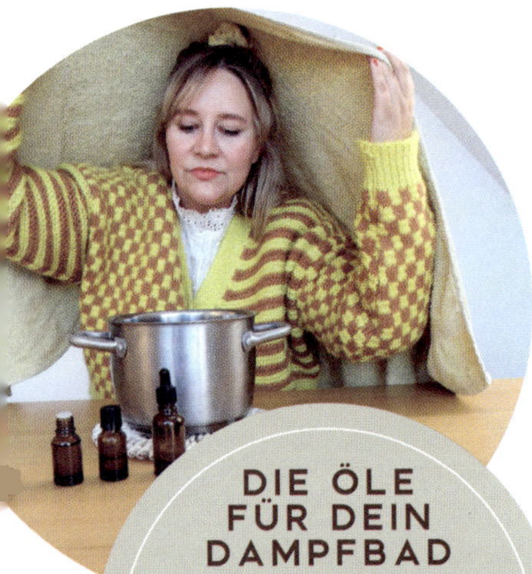

UND SO GEHT'S

Einmal bitte porentiefe Reinigung! Wie das am besten gelingt? Mit einem Dampfbad für dein Gesicht. Vielleicht hast du Dampfbäder bisher eher genutzt, wenn du erkältet warst und den Kopf etwas befreien und tief durchatmen wolltest? Das ging mir auch jahrelang so, und dabei habe ich mich immer gefreut, wie weich meine Haut und wie offen meine Poren wurden. Du kannst ein solches Dampfbad aber auch ohne Schnupfennase gezielt für deine Haut einsetzen.

Für das Dampfbad brauchst du einen Topf oder eine Schüssel mit kochendem Wasser. Stelle diese dann auf ein Handtuch oder einen Untersetzer auf deinem Tisch und decke sie mit einem Handtuch zu. Gib die angegebenen ätherischen Öle ins Wasser und setze dich vor die Schüssel. Nimm dann das Handtuch über den Kopf, sodass der Dampf nicht entweichen kann, schließe die Augen und bedampfe dein Gesicht für 1–4 Minuten. Atme tief und entspannt und fühle, wie deine Poren sich reinigen.

DIE ÖLE FÜR DEIN DAMPFBAD SIND:

- 1 Tropfen Lavendel
- 1 Tropfen Zitronengras
- 1 Tropfen Teebaum

GOODBYE, *Sugar-Cravings*

UND SO GEHT'S

Ich habe öfter mal Phasen, in denen mein Körper abends ständig laut nach Schokolade und Süßem schreit. Besonders in der prämenstruellen Phase meines Zyklus ist das oft der Fall. Dabei wirkt sich der Zucker dann wieder merklich auf meine anderen PMS-Beschwerden aus. Ein Teufelskreis. Es gibt eine starke Mischung aus ätherischen Ölen, die beim Verlangen nach Zucker hilft. Probier sie mal aus, wenn du auch aus irgendwelchen Gründen deinen Zuckerkonsum etwas herunterfahren und entgiften willst. Befülle deinen Diffuser mit etwas Wasser und den folgenden Ölen und lass ihn 20–30 Minuten lang laufen:

- 5 Tropfen Grapefruit
- 3 Tropfen Zimt
- 2 Tropfen Ingwer

TRANSFORMATIVES *Kaffee-Peeling*

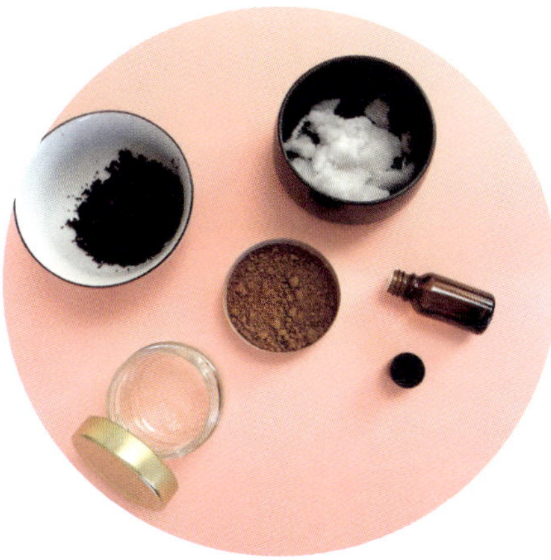

Tipp

Achte in der Küche gerne öfter mal darauf, was du für deine Aromatherapie recyceln kannst, wie Kaffeesatz oder alte Schraubgläser.

UND SO GEHT'S

Stellst du dir auch manchmal vor, wie befreiend es sich als Schlange anfühlen muss, die alte Haut abzustreifen und zu sehen, wie sehr du dich weiterentwickelt hast? Ganz so beeindruckend sieht es bei uns ja leider nicht aus. Trotzdem kann so ein Peeling ein reinigender Prozess für deinen Körper und Geist sein. Nimm dir ein leeres Schraubglas und mische darin die folgenden Zutaten. Wenn alles fertig ist, kannst du das Peeling unter der Dusche, am besten von den Füßen nach oben wandernd, in kreisenden Bewegungen auf deinen Körper auftragen und dann anschließend abspülen.

Denke beim Auftragen an das symbolische Bild der Schlange und gehe in Ruhe durch, was du alles mit diesem Peeling von dir abfließen lassen willst. Die Menge sollte für 2–3 Anwendungen reichen:

- 30–50 g Kaffeesatz (oder so viel, wie du in deinem Kaffeefilter oder deinem Espressokocher hast)
- 2 Esslöffel brauner Bio-Zucker
- 2 Esslöffel Bio-Kokosöl (im festen Zustand)
- 8 Tropfen Bergamotte

KOFFEINFREI *detoxen*

UND SO GEHT'S

Wenn du mit Müdigkeit, Brain Fog, Konzentrationsschwierigkeiten und ähnlichen Koffein-Entzugserscheinungen zu kämpfen hast, brauchst du diese Ölmischung.

Fülle etwas Wasser in deinen Diffuser, ergänze diese Öle und lasse ihn im Hintergrund laufen:

- 6 Tropfen Zitrone
- 3 Tropfen Grapefruit
- 4 Tropfen Basilikum
- 2 Tropfen Rosmarin

AROMATHERAPIE **UND KÖRPERPFLEGE**

Um unseren Körper, unser hormonelles Gleichgewicht und die Umwelt möglichst wenig zu belasten und schädlichen Inhaltsstoffen aus dem Weg zu gehen, kannst du mit ätherischen Ölen und ein paar weiteren Zutaten ganz einfach deine eigenen Körperpflegeprodukte herstellen. Du kannst dabei sowohl die Herstellung als auch die Anwendung in ein Selfcare-Ritual verwandeln, für das du dir bewusst Zeit nimmst.

HAUSGEMACHTE *Deocreme*

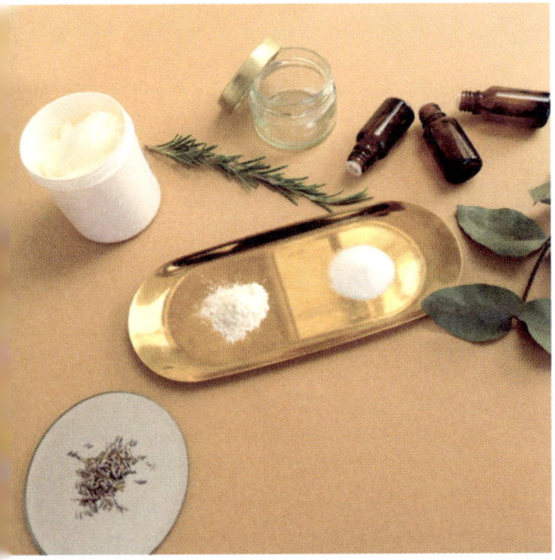

UND SO GEHT'S

Deocreme selbst zu machen, ist viel einfacher als gedacht. Das Schöne daran ist, dass du jedes Mal selbst bestimmen kannst, mit welchen ätherischen Ölen du arbeiten möchtest. Du brauchst einen leeren 100-ml-Tiegel und die folgenden Zutaten:

- 12 g festes Kokosöl
- 15 g Bienenwachs-Pastillen
- 30 ml Mandelöl
- 30 g Sheabutter
- 4 Tropfen Lavendel
- 4 Tropfen Immortelle
- 2 Tropfen Sandelholz

Schmelze das Kokosöl im Wasserbad und verrühre es anschließend mit Sheabutter, Natronpulver und Maisstärke. Lass die Mischung 1–2 Minuten abkühlen (aber nicht hart werden) und gib dann die ätherischen Öle hinzu. Verrühre alles ordentlich, fülle die flüssige Deocreme in den Tiegel und warte, bis sie komplett ausgekühlt ist. Die Deocreme hält sich ca. 6 Monate.

SAMTPFOTEN-*Handcreme*

UND SO GEHT'S

Besonders im Winter sind unsere Hände oft rissig und spannen. Ein wunderbares Geschenk für dich oder andere ist daher eine wohltuende und vor allem wohlduftende Handcreme. Hierfür brauchst du einen leeren 100-ml-Tiegel und die folgenden Zutaten:

- 15 g Bienenwachs-Pastillen
- 30 ml Mandelöl
- 30 g Sheabutter
- 4 Tropfen Lavendel
- 10 g festes Kokosöl
- 4 Tropfen Immortelle
- 2 Tropfen Sandelholz

Schmelze das Kokosöl und Bienenwachs zusammen in einem Wasserbad und mische es anschließend mit dem Mandelöl und der Sheabutter. Lass die Mischung 1–2 Minuten abkühlen (aber nicht hart werden) und gib dann die ätherischen Öle hinzu. Verrühre alles ordentlich und fülle die flüssige Handcreme in den Tiegel. Warte, bis sie komplett ausgekühlt ist, bevor du sie verwendest. Die Handcreme solltest du innerhalb von ca. einem halben Jahr aufbrauchen.

SEIDIGE *Fußcreme*

UND SO GEHT'S

Wie man Nagellack aus ätherischen Ölen macht, habe ich leider noch nicht herausgefunden, Fußcreme dagegen schon. Für deine eigene, sanft pflegende Fußcreme brauchst du einen leeren 100-ml-Tiegel und die folgenden Zutaten:

- 10 g Bienenwachs-Pastillen
- 50 ml Jojobaöl
- 40 ml Avocadoöl
- 10 ml Rizinusöl
- 4 Tropfen Rosmarin
- 3 Tropfen Ho-Blätter
- 2 Tropfen Weißtanne

Lasse das Bienenwachs in einem Wasserbad schmelzen und mische es anschließend mit dem Jojobaöl, Avocadokernöl und dem Rizinusöl. Lasse die Mischung 1–2 Minuten abkühlen (aber nicht hart werden) und gib dann die ätherischen Öle hinzu. Verrühre alles ordentlich und fülle die flüssige Fußcreme in den Tiegel. Warte, bis sie komplett ausgekühlt ist, bevor du sie verwendest, und vergiss die Fersen und Fußsohlen nicht! Die Fußcreme hält sich ca. 6 Monate.

ERFRISCHUNGSSPRAYS *für unterwegs*

Draußen ist es heiß, und du bist unterwegs oder noch schlimmer: Du musst arbeiten? Dann brauchst du ein erfrischendes Körperspray und zwar griffbereit! Ein Körperspray bringt dich mit einem Spritzer in den Moment zurück und kühlt dich ab, wenn der Kopf mal wieder raucht. Dabei pflegt es mit wertvollen ätherischen Ölen auch noch deine Haut und belebt die Sinne. Quasi ein Must-Have für alle. Hier kommen zwei meiner Lieblingsrezepte.

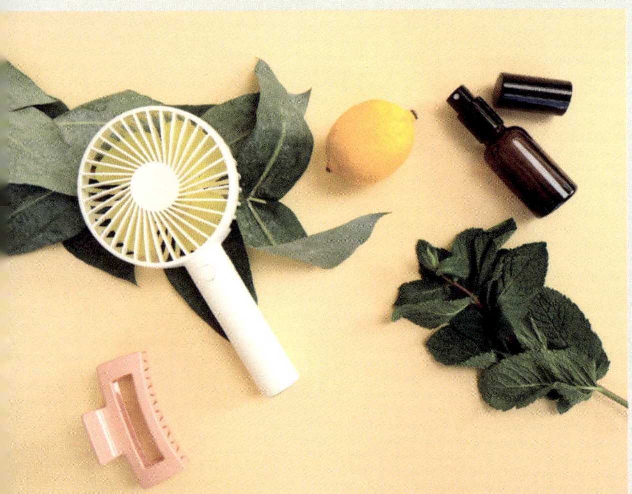

UND SO GEHT'S

Nimm dir für dein Körperspray am besten eine 60-ml-Sprühflasche, befülle sie mit 45 ml destilliertem Wasser und 3 Teelöffeln Hamamelisöl (Zaubernuss) und ergänze die ätherischen Öle eines der folgenden beiden Rezepte:

SOMMER-REGEN TO GO

- 10 Tropfen Fichte
- 5 Tropfen Ylang-Ylang
- 3 Tropfen Teebaum

SPA IN DER FLASCHE

- 10 Tropfen Eukalyptus
- 3 Tropfen Grüne Minze
- 5 Tropfen Zitrone

Tipp

Anstelle von destilliertem Wasser und Hamamelisöl kannst du auch jedes beliebige Pflanzenwasser (Hydrolat) als Basis deines Körpersprays nutzen, wie beispielsweise Rosenwasser oder Lavendelwasser.

FRISCHE-KICK-
Fußdeo

Manchmal liegt's echt nicht an dir, sondern an den Schuhen oder Socken, aber du bekommst Stinkemauken? Kein Problem. Denn du kannst dir mit ätherischen Ölen ganz easy dein eigenes, natürliches Fußdeo ohne Aluminium oder andere fiese Zutaten zusammenmischen und einfach in deiner Tasche dabeihaben.

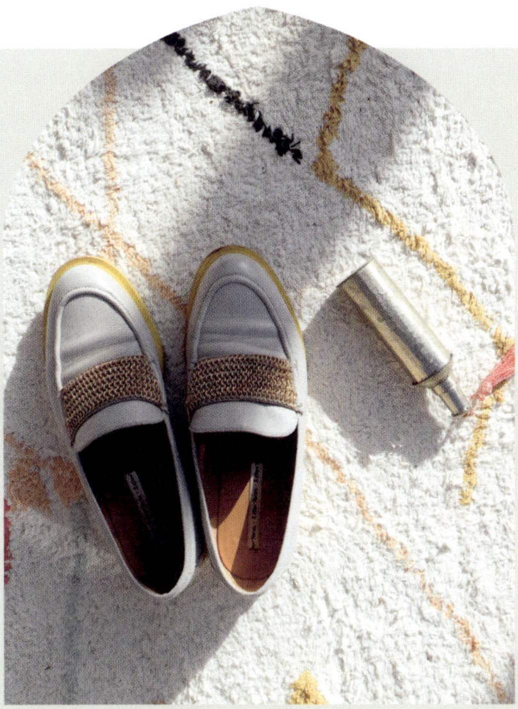

UND SO GEHT'S

Du brauchst eine 120-ml-Sprühflasche, die du mit den folgenden Zutaten befüllst, verschließt, gut schüttelst und dann bei Bedarf auf deine Füße sprühst:

- 60 ml destilliertes Wasser
- 60 ml Alkohol (beispielsweise Wodka)
- 10 Tropfen Muskatellersalbei
- 6 Tropfen Zitronengras

AROMATHERAPIE BEI **HAUTREIZUNGEN**

Mich in meiner Haut immer wohlzufühlen, ist manchmal gar nicht so einfach. Hier ein Stich, da ein Pickel, dort eine Blase. Auch für solche Fälle habe ich die Hilfe der ätherischen Öle für mich entdeckt. Hier kommen ein paar nützliche Rezepte für deine Hautpflege.

BEE-GONE- *Insektenabwehr*

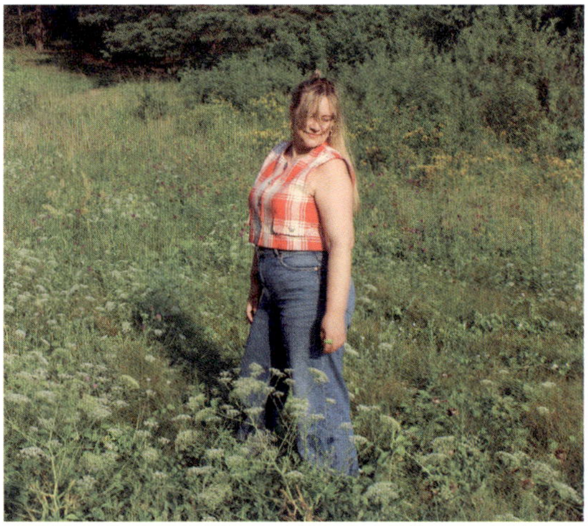

UND SO GEHT'S

Wenn du es gar nicht erst so weit kommen lassen willst, dass du zerstochen aussiehst wie ein Streuselkuchen, solltest du dich mit Ölen einreiben oder einsprühen, die Insekten abschrecken. Hier steht Citronella ganz oben auf der Liste. Das ist auch der Duft, den du in den Anti-Mücken-Kerzen findest. Nimm dir eine kleine Sprayflasche und mische folgende Zutaten miteinander:

- 20 Tropfen Citronella
- 5 Tropfen Melisse
- 10 Tropfen Lavendel
- 100 ml Lavendelwasser

Das Spray kannst du einfach schütteln, dann direkt auf die Haut aufsprühen und trocknen lassen.

LINDERUNG BEI *Insektenstichen*

Gibt es überhaupt einen Sommer ohne Insektenstiche? Ich jedenfalls bin jedes Jahr wieder das Mitternachtsbuffet für Mücken und Bremsen. In blöden Fällen kommt auch noch ein Wespenstich dazu (einmal ist mir sogar mein Smartphone auf die Wespe auf meinem Unterarm gefallen...filmreif!). Was da hilft? Das gute alte Teebaumöl!

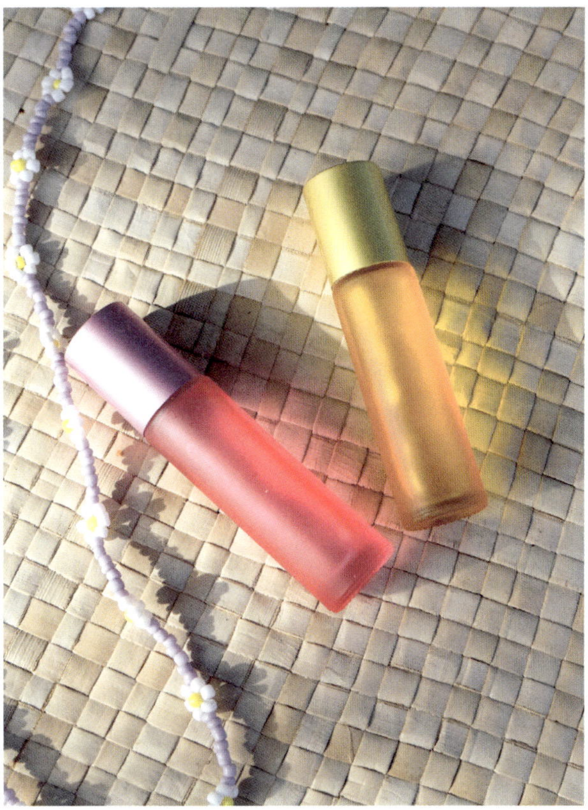

JUCK-STOPP JETZT!

Fülle dir 10 Tropfen Teebaumöl in ein 10-ml-Roll-on-Fläschchen mit dem Trägeröl deiner Wahl und gib es direkt auf die Stiche. Das antibakterielle Teebaumöl lindert den Juckreiz und desinfiziert, sodass sich deine Stiche nicht entzünden.

COOOOL BLEIBEN

Wenn du noch einen stärkeren kühlenden Effekt brauchst, da der Juckreiz dich sonst aus der Haut fahren lässt, kannst du dir auch ein linderndes Cooling-Gel mischen. Dazu benötigst du einen kleinen Tiegel, in dem du die folgenden Zutaten miteinander vermischst:

- 15 g Aloe-Vera-Gel
- 5 Tropfen Pfefferminze
- 4 Tropfen Lavendel

Einfach bei Bedarf mit dem Finger auf die Stiche auftragen (und für extra Kühlung noch daraufpusten).

ERSTE HILFE BEI *Verbrennungen & Schnitten*

Ich bin leider keine begnadete Küchenfee. Deswegen kenne ich es nur allzu gut, mich an Töpfen oder Pfannen zu verbrennen. Klar, kannst du deine Hand dann schnell und lange unter kaltes Wasser halten. Ich habe in solchen Fällen aber erstaunlich positive Erfahrungen mit Lavendelöl gemacht.

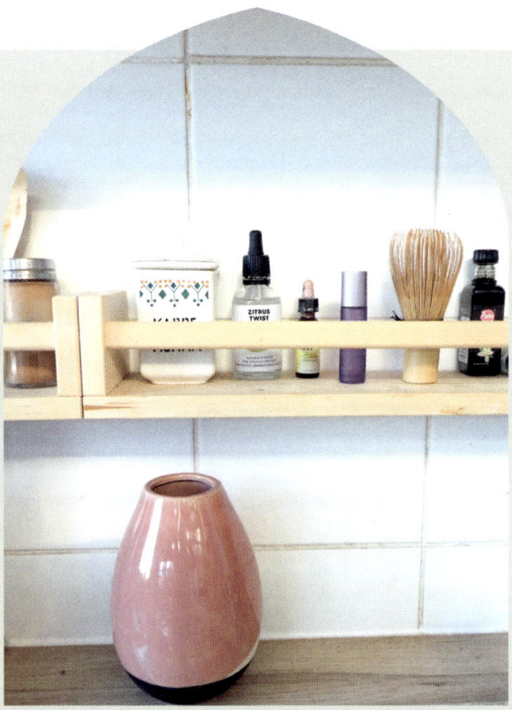

UND SO GEHT'S

Ich empfehle dir, einen 10-ml-Roll-on mit 15 Tropfen Lavendelöl und dem Trägeröl deiner Wahl zu befüllen, gut zu schütteln und griffbereit in der Küche (beispielsweise im Gewürzregal) aufzubewahren. Sobald du dich verbrennst, einfach ein bisschen Lavendelöl draufrollern und einziehen lassen. Das bringt bei mir sofortige Schmerzlinderung und regt die Heilung der Haut an. Aus diesem Grund eignet sich der Küchen-Roll-on auch optimal, falls du dir beim Gemüseschneiden in den Finger schneidest (solange die Wunde nicht zu tief ist).

Tipp

Um die Wundheilung bei Schnitten, Schürfwunden oder kleineren Verbrennungen noch weiter zu unterstützen, kannst du deinen Roll-on auch um 15 Tropfen Immortelle ergänzen. Das Öl der Strohblume wirkt stark entzündungshemmend und unterstützt die Wundheilung.

APRÈS-SUN-ÖL: *Linderung bei Sonnenbrand*

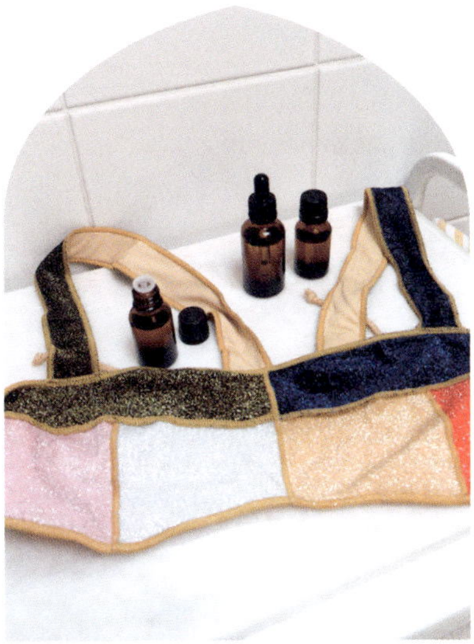

UND SO GEHT'S

Alle Jahre wieder bin ich davon überzeugt, dass ich keinen Sonnenbrand bekommen werde. Doch dann kommen die seltsamsten Umstände zusammen, und schon ist es wieder passiert. Hier hilft ein beruhigendes Körperöl. Für das Après-Sun-Öl füllst du dir am besten ausreichend Mandelöl für deine Körpergröße in eine kleine Karaffe (es eignen sich auch kleine Milchkännchen mit 200–500 ml Fassungsvermögen) und mischst es mit den folgenden Ölen:

- 10 Tropfen Lavendel
- 3 Tropfen Geranie

Am besten massierst du das Öl nach einer reinigenden Dusche sanft in die beanspruchte Haut ein. Brauche die Mischung aus der Karaffe innerhalb von 2 Tagen auf.

BLASEN- *Balsam*

UND SO GEHT'S

Mit diesem Balsam kannst du deine Blasen an den Füßen lindern und die Haut schneller heilen. Du brauchst einen kleinen 100-ml-Tiegel und die folgenden Zutaten:

- 2 Teelöffel Bienenwachs-Pastillen
- 1 Teelöffel Sheabutter
- 2 Teelöffel festes Kokosöl
- 4 Esslöffel Jojobaöl
- 8 Tropfen Kamille
- 2 Tropfen Lavendel

Schmelze das Bienenwachs im Wasserbad und verrühre es anschließend mit Sheabutter, Kokosöl und Jojobaöl. Lass die Mischung 2 Minuten abkühlen (aber nicht hart werden) und gib dann die ätherischen Öle hinzu. Verrühre alles, fülle den flüssigen Balsam in den Tiegel und warte, bis er ausgekühlt ist. Du brauchst etwa eine erbsengroße Portion für eine Blase. Du kannst den Balsam auch gut im Kühlschrank aufbewahren. Der Balsam hält sich ca. 6 Monate.

WEG-MIT-DIR- *Pickel-Roll-on*

UND SO GEHT'S

In vielen meiner Workshops rümpfen einige der Teilnehmerinnen die Nase, wenn ich den Allrounder Teebaumöl herumreiche. Denn sie fühlen sich in die Zeit ihrer Pubertät zurückversetzt. Doch egal, ob als Teenie oder später, Pickeln und Mitessern geht es damit einfach am besten an den Kragen. Damit du aber nicht täglich einen Teenage-Flashback bekommst, wenn du einen Pickel behandeln willst, gibt es hier eine erweiterte Ölmischung. Mische dir dafür die folgenden ätherischen Öle in einem 10-ml-Roll-on-Fläschchen mit dem Trägeröl deiner Wahl. Einfach das Gesicht reinigen und die Mischung über Nacht auf den Pickel geben (und dann nicht mehr anfassen!).

- 5 Tropfen Teebaum
- 5 Tropfen Zitronengras
- 3 Tropfen Geranie

Tipp

> Bei trockener Haut rate ich zu Rizinusöl und bei normaler und fettiger Haut zu Mandelöl.

LIEBEVOLLE *Narbenpflege*

UND SO GEHT'S

Narben gehören zum Leben dazu. Ich mag meine sogar ziemlich gerne, weil sie Geschichten erzählen, die mich geprägt haben. Unsere Narben wertzuschätzen und zu pflegen kann ein sehr berührendes Ritual sein.
Für diese Roll-on-Mischung gib einfach die folgenden ätherischen Öle in ein 10-ml-Roll-on-Fläschchen mit dem Trägeröl deiner Wahl (ich empfehle Jojobaöl, da es schön reichhaltig und pflegend ist).

- 6 Tropfen Immortelle (Strohblume oder auch Helichrysum genannt)
- 3 Tropfen Sandelholz
- 3 Tropfen Weihrauch
- 3 Tropfen Geranie

Trage die Öl-Mischung behutsam auf deine verheilten Narben auf und massiere sie sanft ein.

Tipp

> Du kannst diese Roll-on-Mischung auch wunderbar nutzen, um Tigerstreifen (ehemals Dehnungsstreifen genannt) langsam verblassen zu lassen, falls du das möchtest.

UND TSCHÜSS, *blaue Flecken*

UND SO GEHT'S

Mit dieser Ölmischung kannst du deine blauen Flecken vorsichtig massieren, um den Schmerz zu reduzieren und den Bluterguss zu lindern. Nimm dir am besten eine 50-ml-Glasflasche und befülle sie mit 30 ml Johanniskrautöl (alternativ geht auch Mandelöl oder ein anderes Trägeröl deiner Wahl). Füge dann diese ätherischen Öle hinzu:

- 10 Tropfen Immortelle
- 8 Tropfen Lavendel
- 5 Tropfen Wintergrün

Einfach mehrmals täglich (mindestens 2x) auf die betroffenen Stellen auftragen.

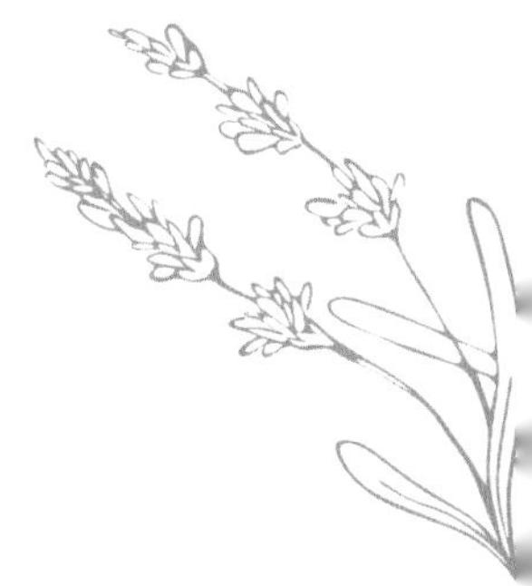

PFLANZENPOWER *gegen Hautpilze*

UND SO GEHT'S

Falls du mal unter Fußpilz oder anderen Arten von Hautpilzen leidest, kannst du es mit dieser speziellen Ölmischung versuchen, bevor du schwerere Geschütze auffährst. Nimm dir am besten eine 50-ml-Glasflasche und befülle sie mit 30 ml Mandelöl. Füge dann diese ätherischen Öle hinzu:

- 12 Tropfen Geranie
- 10 Tropfen Manuka

Jetzt schüttelst du die Flasche ordentlich, um alles miteinander zu vermengen. Mit einem sauberen Finger oder Wattepad kannst du die Mischung jetzt behutsam auf die betroffenen Hautstellen auftragen und mit kreisenden Bewegungen einmassieren. Manuka und Rosengeranie wirken beide antifungal (also als natürliche Antipilzmittel) und pflegen gleichzeitig in Kombination mit dem Mandelöl die Haut.

AROMATHERAPIE UND **HAARPFLEGE**

Rapunzel, Rapunzel, welche ätherischen Öle hast du nur in deiner Haarpflege benutzt? Dieses Geheimnis konnte ich leider nicht herausfinden, aber ich habe stärkende, pflegende und märchenhaft duftende Rezepte für deine Haarpflege.

HAIRLICHES *Haarpflegespray*

Besonders am Ende des Sommers sind meine Längen und Spitzen immer so trocken. Doch ich bin meist komplett überfordert, wenn ich im Drogeriemarkt vor dem ellenlangen Haarpflegeregal stehe ... Noch dazu verwenden viele Hersteller fragwürdige Inhaltsstoffe wie Silikone & Co. Deswegen mache ich mir mein Haarpflegespray jetzt einfach selbst.

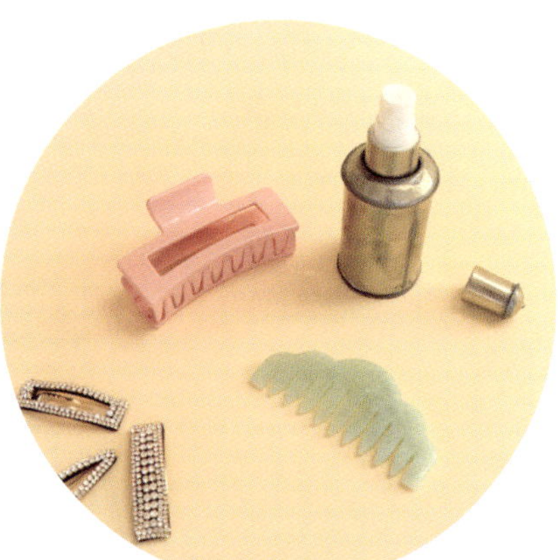

UND SO GEHT'S

Für dein eigenes, selbst gemachtes Haarpflegespray brauchst du eine leere 100-ml-Sprühflasche, in der du die folgenden Zutaten miteinander mischst:

- 40 ml Rosenwasser
- 10 ml Arganöl
- 10 Tropfen Neroli
- 6 Tropfen Orange

Vor Gebrauch gut schütteln und nach dem Waschen ins feuchte Haar sprühen oder bei Bedarf in die trockenen Spitzen einkneten. Das Spray ist ca. 3 Monate haltbar.

DURCH-DIE-BLUME-*Haarparfum*

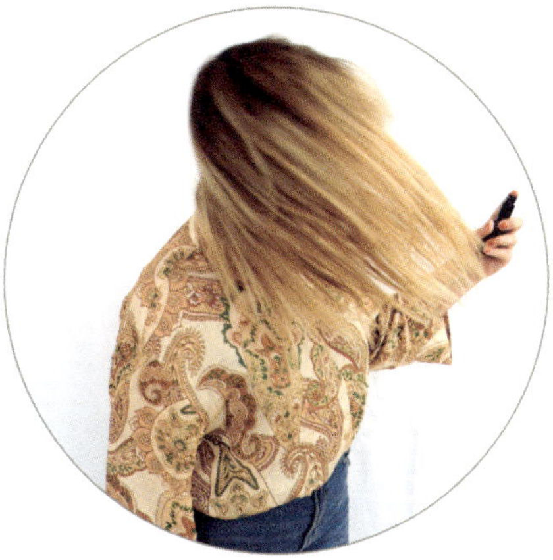

Einfach vor Gebrauch gut schütteln und bei Bedarf ins trockene Haar sprühen. Das Spray ist ca. 3 Monate haltbar.

UND SO GEHT'S

Hast du ihn auch drauf, den legendären „Hairflip"? Er wird übrigens noch eindrucksvoller, wenn dein Haar dabei himmlisch duftet. Auch für dich und deine Selfcare ist es ein super Hack, mit einem natürlichen Haarparfum kleine unverhoffte Aromatherapie-Momente zum Innehalten in deinen Alltag einzuladen. Für dein persönliches Haarparfum brauchst du eine leere 100-ml-Sprühflasche, in der du die folgenden Zutaten miteinander mischst (die ätherischen Öle kannst du natürlich nach deinen Vorlieben austauschen):

- 40 ml Rosenwasser (oder alternativ destilliertes Wasser)
- 10 ml Jojobaöl
- 15 Tropfen Geranie
- 20 Tropfen Rosmarin
- 10 Tropfen Ylang-Ylang

BERUHIGENDES *Kopfhautöl*

UND SO GEHT'S

Juckende Kopfhaut … wer kennt's? Oft liegt das an der trockenen Heizungsluft. Hier kann es sofortige Entspannung und Linderung bringen, wenn du dir dein eigenes Kopfhautöl abends vor dem Schlafengehen auf die gesamte Kopfhaut aufträgst oder bei akutem Juckreiz in die betroffenen Stellen einmassierst. Befülle hierzu eine leere 200-ml-Sprühflasche mit 120 ml destilliertem Wasser.

Mische dann in einer kleinen Schüssel folgende Zutaten:

- 60 ml Hamamelisöl (Zaubernuss)
- 5 Tropfen Rosmarin
- 5 Tropfen Teebaum
- 5 Tropfen Pfefferminze

Schütte dann die vermischten Öle in die Sprühflasche, schließe und schüttle sie gut.
Das Öl ist ca. 6 Monate haltbar.

Ätherische Öle lassen sich super einsetzen, um unsere mentale Gesundheit und kognitive Funktionen, wie unsere Konzentration oder unser Erinnerungsvermögen, zu unterstützen. Sie können uns helfen, mit Stress fertig zu werden oder unserer Kreativität freien Lauf zu lassen. Besonders für die Arbeit und für die Kommunikation mit anderen, für bewusste Momente der Innenschau und für einen tiefen Schlaf haben sie einiges auf dem Kasten.

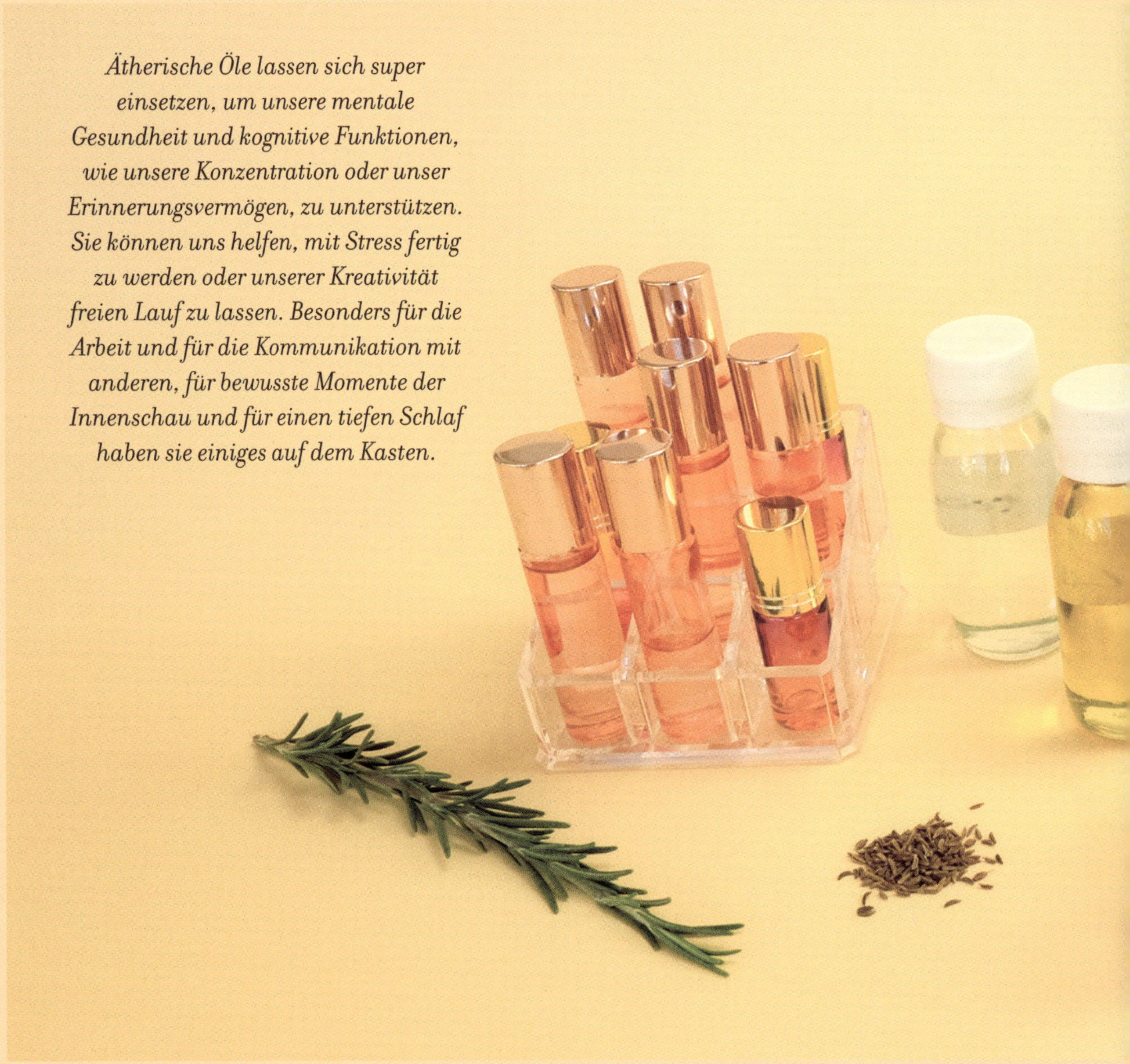

KAPITEL 3

Mental Selfcare

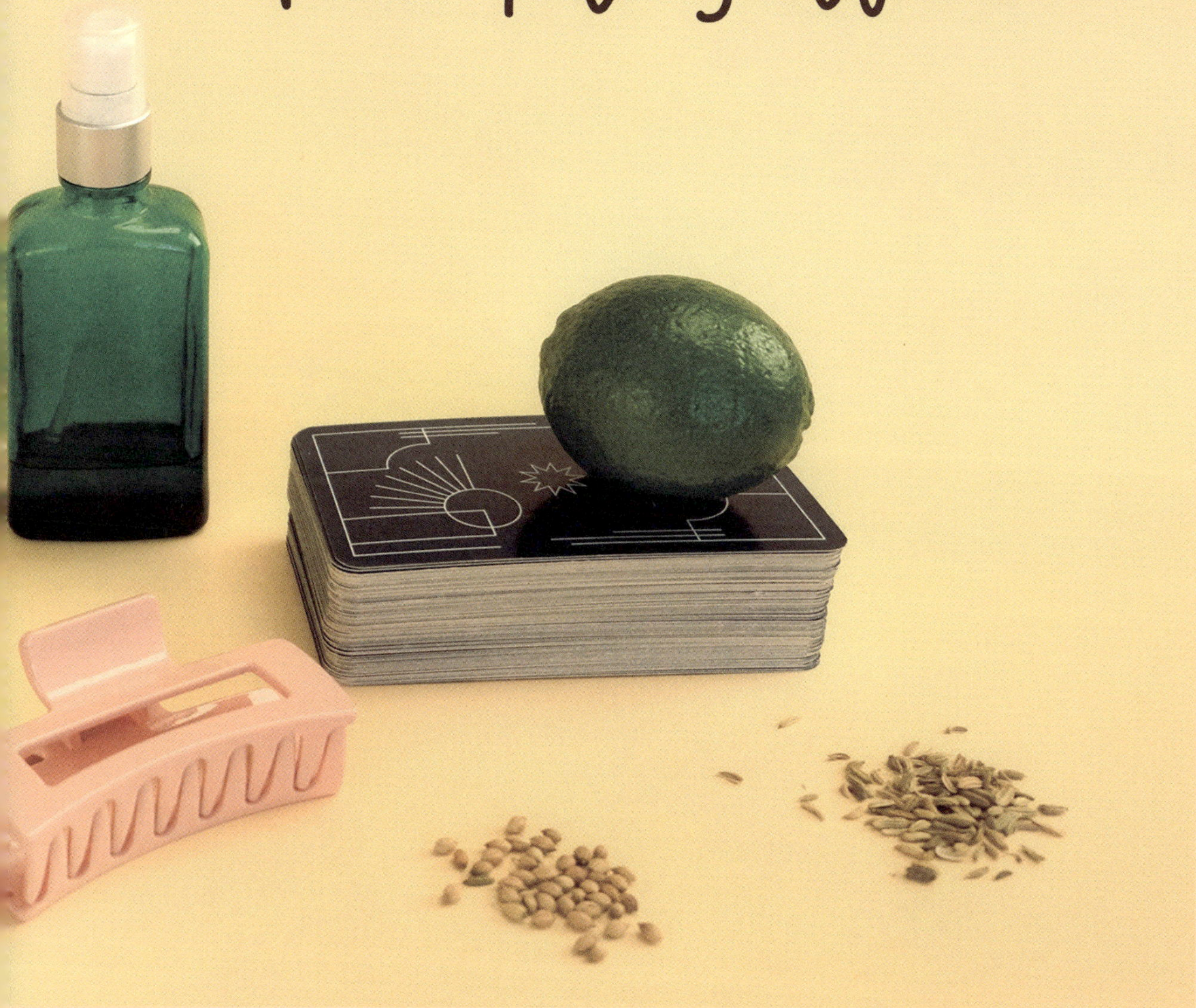

Aromatherapie-Rezepte für deine mentale Gesundheit

#WFH: AROMATHERAPIE **FÜR HOMEOFFICE UND ARBEITSSTELLE**

Die meisten von uns haben bereits Erfahrungen mit der Arbeit im Homeoffice gemacht (#WFH) und vielleicht bemerkt, dass es mit der Konzentration zu Hause gar nicht immer so einfach ist. Aber auch für Herausforderungen am Arbeitsplatz gibt es ein paar aromatische Helfer, die ich dir vorstellen will.

HOKUS-POKUS-FOKUS-*Diffuser-Mischung*

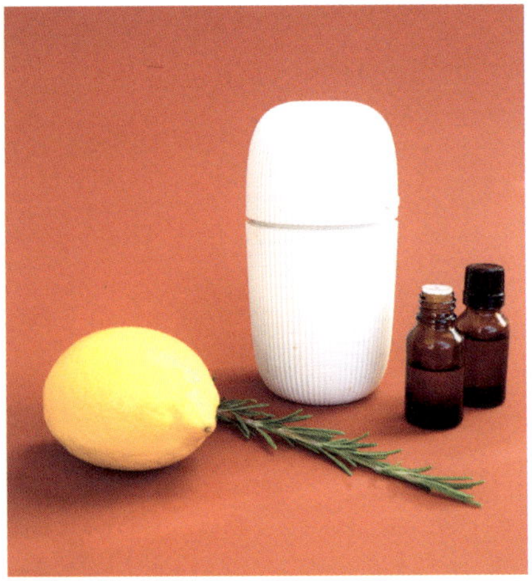

UND SO GEHT'S

Wenn es dir an einem verschlafenen Morgen, im Nachmittagstief oder zu sonstigen Zeiten schwerfallen sollte, dich auf die Arbeit zu konzentrieren, ist ein einfacher Hack, den Diffuser für 15 Minuten anzustellen. Und zwar mit dem Duo aus Zitrone und Rosmarin.

Zitrone ist das Fokus-Öl Nummer eins. Es weckt deinen Geist auf und schenkt deinen Gedanken Klarheit. Und auch Rosmarin schärft deine Aufmerksamkeit, der Duft hilft, wenn es um Wissensvermittlung und Informationsaufnahme geht. Wenn du für Prüfungen lernst oder eine Präsentation einübst, ist Rosmarin dein Go-to-Öl. Zusammen machen sie deinen Verstand messerscharf. Fülle dazu etwas Wasser in deinen Diffuser und ergänze die folgende Mischung:

- 5 Tropfen Zitrone
- 3 Tropfen Rosmarin

NO-MORE-
Procrastination-Roll-on

Ich kann nicht denken, wenn meine Haare offen sind. Ah, mit so einem festen Zopf kann ich auch nicht denken. Oh, da sitzt ein Vogel auf dem Fensterbrett. Warum ist das Fenster eigentlich so dreckig? Moment, ich putze das mal kurz und mache mir einen Tee und …

Willkommen in meinem Kopf, wenn ich mal wieder hardcore prokrastiniere. Wer kennt's nicht? Es gibt ein paar ätherische Öle, die dir dabei helfen können, deinen Fokus zurück auf deine Arbeit zu lenken. Sie unterstützen dich auch dabei, nicht ständig neue Gründe zu finden, die Arbeit vor dir herzuschieben. Du kannst die nebenstehenden vier Öle einzeln an deinem Schreibtisch parat haben und im Prokrastinationsernstfall einzeln an ihnen riechen, oder du mischst dir die Öle zu einem starken Blend zusammen.

UND SO GEHT'S

Nimm dir hierfür ein 5-ml-Roll-on-Fläschchen, fülle es mit dem Trägeröl deiner Wahl und ergänze die folgenden Öle:

- 2 Tropfen Rosmarin
- 2 Tropfen Tangerine
- 2 Tropfen Kamille
- 1 Tropfen Vetiver

Riech bei Bedarf immer wieder an deinem Roll-on oder rollere dir etwas von deiner Ölmischung in deinen Nacken oder auf deine Pulspunkte an den Handgelenken.

Schon gewusst?

Mandarine, Tangerine – who is who? Die Tangerine ist eine Kreuzung aus Mandarine und Bitterorange. Sie ist eine sehr kleine Mandarinenart mit dünner Schale und schmeckt und riecht süßer als die klassische Mandarine.

FATIGUE-FIGHTER-
Roll-on

An manchen Tagen habe ich das Gefühl, als sei mein Gehirn irgendwie vernebelt, als wäre alles etwas gedämpft und ich nicht ganz wach. So wie wenn die Windschutzscheibe des Autos beschlagen ist und du nicht ganz klar hindurchsehen kannst. Kennst du das?

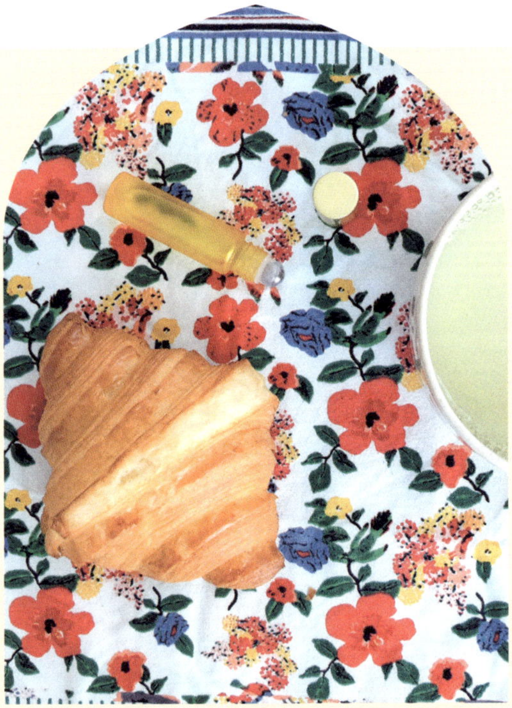

UND SO GEHT'S

In solchen Fällen von Brain Fog oder Fatigue kann manchmal ein Espresso oder Matcha helfen oder eine starke Mischung aus ätherischen Ölen. Mische dir hierfür die folgenden ätherischen Öle in einem 10-ml-Roll-on-Fläschchen mit dem Trägeröl deiner Wahl und gib es bei Bedarf auf deine Schläfen, deinen Nacken oder deine Pulspunkte an den Handgelenken:

- 3 Tropfen Rosmarin
- 3 Tropfen Pfefferminze
- 3 Tropfen Orange

Tipp

Du kannst deinen Matcha oder Kaffee auch perfekt mit dieser Öl-Mischung zu einem kleinen Ritual verbinden!

AN DIE ARBEIT *mit Basilikum*

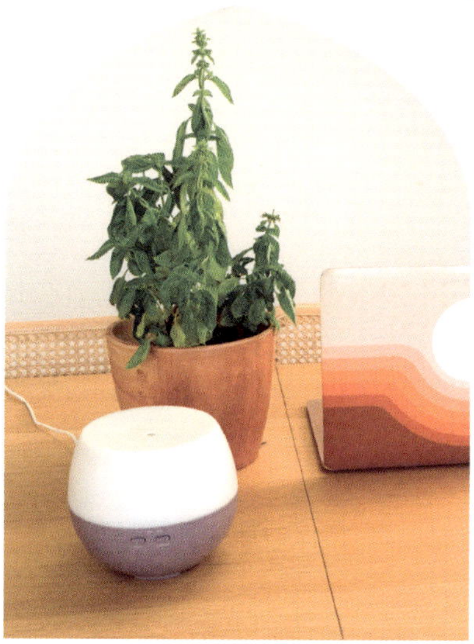

UND SO GEHT'S

Basilikum ist der absolute Retter in Momenten der Überforderung und hilft mir außerdem bei starker Erschöpfung. Wenn du dich überwältigt und machtlos fühlst, halte mit Basilikum inne. Dazu gibst du einen Tropfen Basilikumöl in deine Handfläche und verreibst ihn mit ein paar Tropfen Trägeröl deiner Wahl. Dann halte dir die Hände vor die Nase und atme tief durch. Alternativ kannst du auch einfach am Ölfläschchen riechen oder 3–5 Tropfen mit etwas Wasser für 15 Minuten in deinen Diffuser geben. Nach ein paar tiefen Atemzügen sollte sich deine Perspektive verändern. Dein Gefühl von Überforderung sollte nachlassen, sodass du in deinem Prozess einen Schritt weiter gehen kannst.

KREATIVITÄTS- *Boost*

UND SO GEHT'S

Manchmal ist es gar nicht so einfach, auf Knopfdruck kreativ zu sein. Genau in solchen Momenten kommt Jasmin ins Spiel. Der süßliche Duft der zarten Jasminblüten hilft, deinen Fokus aus dem Kopf auf deinen Herzraum und das Fühlen zu verlagern, was wiederum deine Kreativität boostet. Gerade für künstlerische Arbeiten ist Jasmin ein super Öl. Es wird gesagt, dass Dichter*innen ganz verrückt nach diesem Duft waren, um Inspiration für ihre Gedichte zu finden. Hab am besten ein Fläschchen Jasminöl griffbereit und nimm ein paar bewusste Atemzüge direkt von der Flasche als kleines Ritual, um von der Pflanzen-Muse geküsst zu werden. Verdünnt mit einem Trägeröl deiner Wahl kannst du dir auch ein paar Tropfen hinter die Ohren geben.

Schon gewusst?

Die feinen Jasminblüten werden immer im Morgengrauen gepflückt, da sie nachts blühen und dann noch feucht vom Tau am aromatischsten duften.

TO-DO-LISTEN-HELFER-
Diffuser-Mischung

Bist du reif, um deine To-do-Liste abzuarbeiten? Dabei kann dir ein unreifes Früchtchen helfen. Genauer gesagt, die noch grüne Mandarine. Der spritzige Duft, der aus der Fruchtschale gewonnen wird, schenkt dir einen Energieboost, wenn du nicht mehr weißt, wo oben und unten ist.

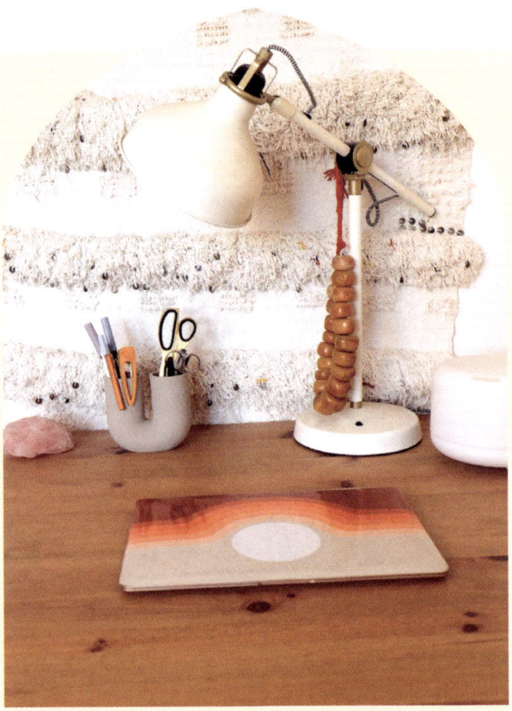

UND SO GEHT'S

Oft wird Grüne Mandarine auch als Öl deines vollen Potenzials beschrieben. Denn es kann dir dabei helfen, überwältigende Aufgaben in einzelne Zwischenschritte herunterzubrechen, sodass du dir kleine Zwischenziele stecken kannst. Befülle deinen Diffuser mit etwas Wasser, gib 3–6 Tropfen Grüne Mandarine hinein und lasse ihn 20 Minuten lang laufen.

Das fruchtig-frische Aroma klärt deinen Geist und schenkt dir neue Energie. Während du tief durchatmest, kannst du dir vorstellen, wie der Zitrusduft in deinen Gedanken staubwischt und du dich wieder auf das Wesentliche konzentrieren kannst.

SCHLUSS MIT DER *Schreibblockade*

*Egal, ob du Autor*in, Journalist*in oder eine Person bist, die einfach ab und zu eine E-Mail oder einen kurzen Text verfassen muss, der berüchtigten Schreibblockade ist das völlig egal. Sie trifft jeden immer wieder einmal.*

UND SO GEHT'S

Ab jetzt bist du gewappnet, und zwar mit dem herrlich frisch duftenden Orangenöl. Das Öl der Orangenschale ist ein stimmungsaufhellendes Zitrusöl, das warm, weich und inspirierend duftet. Du kannst es perfekt in deinem Diffuser einsetzen, um die Atmosphäre für kreative Brainstormings, Mindmaps, Collagen oder einen Tag am Schreibtisch zu aromatisieren. Befülle deinen Diffuser mit etwas Wasser, gib 4–5 Tropfen Orangenöl hinein und lasse ihn 20 Minuten lang laufen. Übrigens kann der Duft dir auch das Gefühl von Leichtigkeit vermitteln und sich bestärkend auf deinen Humor auswirken. Vielleicht werden deine Texte und Ideen so noch witziger und cooler.

Schon gewusst?

Orangenöl ist übrigens auch ein super Öl für Workaholics oder Leute, die selten mal eine Pause am Schreibtisch einlegen. Es unterstützt dich dabei, ab und zu mal einen Gang herunterzuschalten und nicht jede Deadline zu betrachten, als ginge es um Leben und Tod.

SUCCESS-STORY- *Diffuser-Mischung*

Es gibt so einige Gründe, deine Arbeitserfolge zu feiern! In erster Linie einfach, weil du echt stolz auf dich sein kannst und es verdient hast, dich in Ruhe zu freuen, innezuhalten und Dankbarkeit zu spüren.

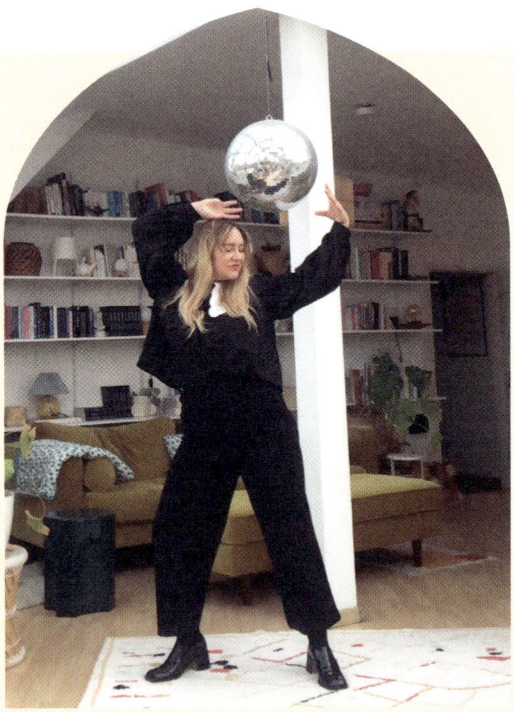

UND SO GEHT'S

Oft stecken wir so viel Energie in unsere Arbeit, und wenn es dann Zeit ist, unsere metaphorischen Früchte zu ernten, geben wir dem viel zu wenig Raum, weil wir schon wieder kopfüber im nächsten Projekt stecken. Es ist aber ein ebenso wichtiger Part wie die Arbeit selbst, auch die Erfolge gebührend zu feiern. Mach es dir deswegen zu einem kleinen Ritual. Und was ist da passender, als eine Öl-Mischung, die du deinen Erfolgen widmest?

Befülle deinen Diffuser mit etwas Wasser und gib die folgenden Öle hinzu. Lass den Diffuser ruhig 20 Minuten lang laufen:

- 6 Tropfen Orange
- 4 Tropfen Patchouli

FEIERABEND-DRINK *für die Nase*

Endlich Feierabend! Gerade bei der Arbeit im Homeoffice ist der Übergang zwischen Arbeit und Freizeit so fließend, dass es manchmal gar nicht so einfach ist, abzuschalten und Grenzen zu ziehen.

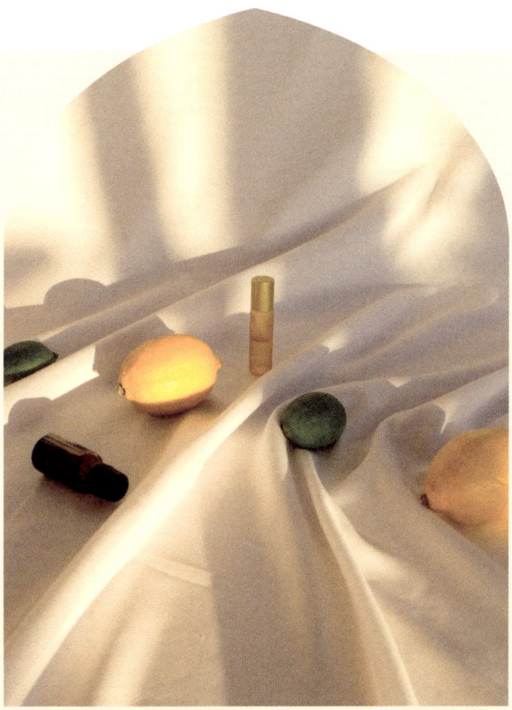

UND SO GEHT'S

Vermutlich arbeitest du noch im gleichen Zimmer, in dem du später chillst, oder öffnest in deinem Browser einfach nur einen neuen Tab für Netflix? I feel you! Für deinen Kopf und deine Gefühlswelt ist es aber gut, einen Cut zu machen. Du musst dafür kein Arbeitszimmer anbauen oder einen Zweitlaptop besorgen. Du kannst dir zum Feierabend einfach eine extra Feierabend-Diffuser-Mischung gönnen, in Ruhe atmen und für ein paar Minuten nichts tun. Die Diffuser-Mischung kann natürlich aus den Ölen bestehen, auf die du Lust hast, es geht vor allem um das bewusste Ritual. Hier aber ein Vorschlag einer Mischung, die wie ein erfrischender Afterwork-Drink duftet. Befülle deinen Diffuser mit etwas Wasser und gib die folgenden Öle hinzu. Lass den Diffuser ruhig 20 Minuten lang laufen:

- 5 Tropfen Limette
- 3 Tropfen Zitrone
- 3 Tropfen Basilikum

AROMATHERAPIE UND **KOMMUNIKATION**

Hast du auch das Gefühl, dass die meisten Probleme im Leben durch fehlerhafte Kommunikation entstehen? Man versteht sich falsch, einem fehlen Informationen, oder es gelingt dir selbst manchmal nicht, die richtigen Worte zu finden, und schon tauchen Missverständnisse auf. Hier kommen meine Lieblingskommunikationshelfer aus der Aromatherapie.

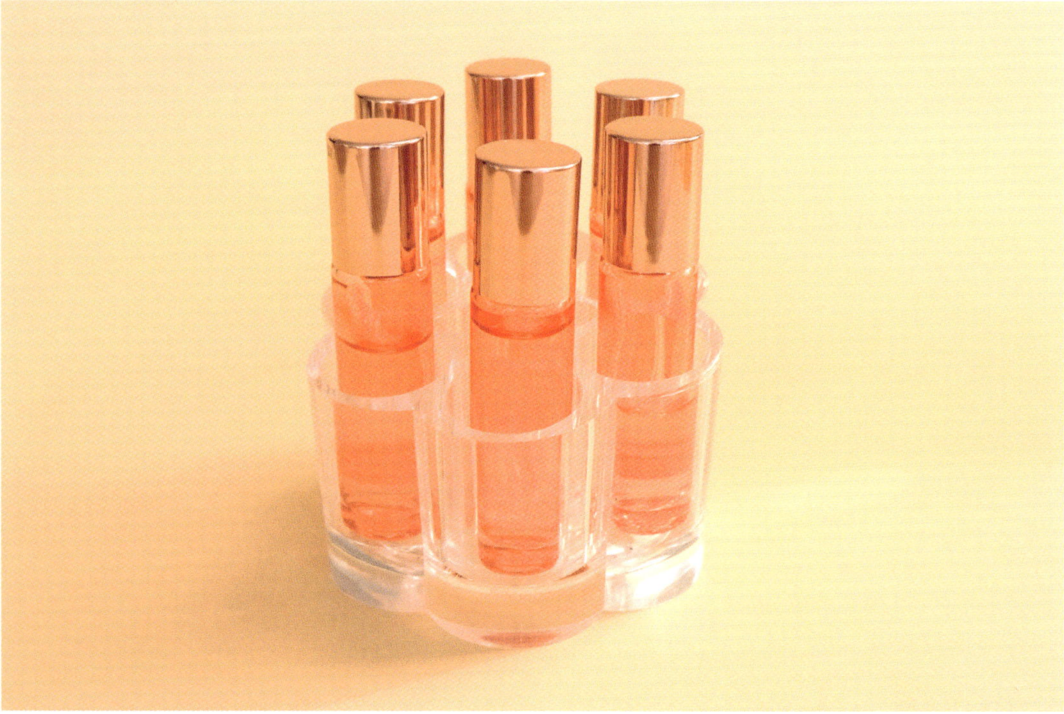

NIE-WIEDER-UM-
Kopf-und-Kragen-Reden-Roll-on

Bist du auch so ein ewiger People Pleaser wie ich und sagst oft zu schnell „Ja" zu Sachen? Oder redest du dich häufig um Kopf und Kragen, weil du die unangenehme Stille in Gesprächen nur schwer aushalten kannst?

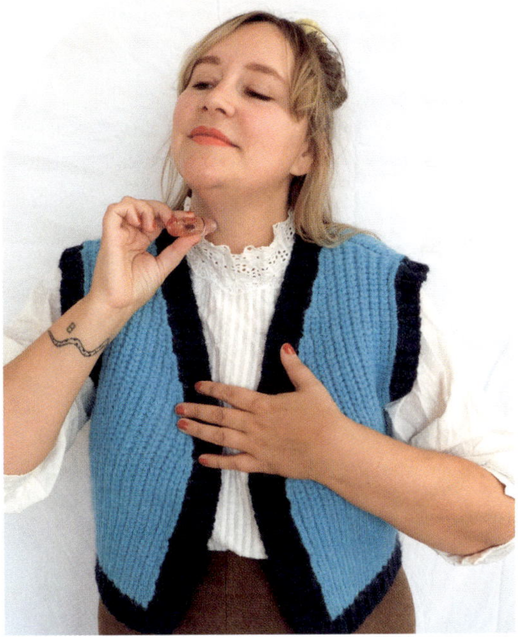

UND SO GEHT'S

Es gibt eine wundervolle Öl-Mischung, die du dir vor wichtigen Gesprächen, Verhandlungen, Interviews oder ähnlichen Situationen auf den Hals auftragen kannst. Sie hilft dir dabei, dir selber treu zu bleiben und nur deine authentische Wahrheit zu sprechen. Probier's mal aus. Hierfür mischst du dir am besten die folgenden Öle mit dem Trägeröl deiner Wahl in einem 10-ml-Roll-on-Fläschchen zusammen, das du überallhin mitnehmen kannst. Dazu nimmst du:

- 6 Tropfen Lavendel
- 4 Tropfen Zedernholz
- 3 Tropfen Majoran
- 2 Tropfen Kamille
- 1 Tropfen Ylang-Ylang
- 1 Tropfen Vetiver

FLIRTATIOUS-Roll-on

Ein Date steht an und womöglich noch ein Blinddate? Keine Panik, denn ich verrate dir mein absolutes Lieblingsöl in Sachen Flirten und erster Dates: Neroli. Der sinnliche Duft der Orangenblüte steht in enger Beziehung zum Thema Partnerschaft und Verbindung.

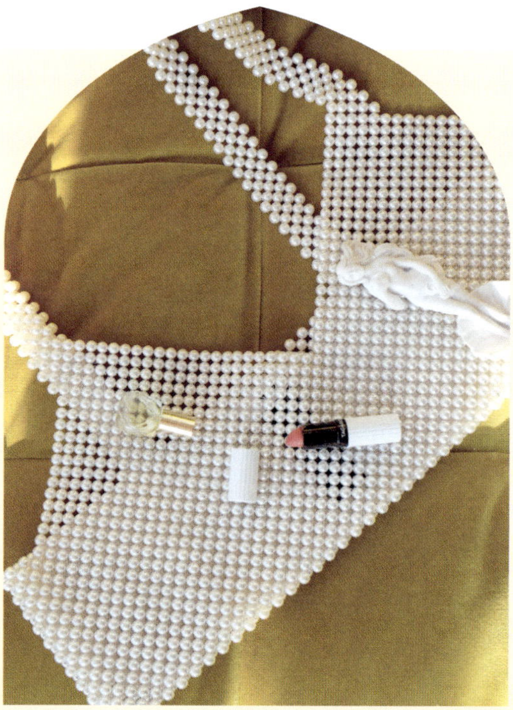

UND SO GEHT'S

Der Duft wirkt beruhigend und kann dir helfen, deine Angst loszulassen. Ihm werden aphrodisierende Eigenschaften zugeschrieben und er steigert das Wohlbefinden aller Personen, die ihn in der Nase haben. Außerdem kann Neroli die Empathie und Geduld stärken und dein Selbstbewusstsein boosten. Nicht schlecht, oder? Mische dir am besten in einem 5-ml-Roll-on-Fläschchen 5 Tropfen Neroli mit dem Trägeröl deiner Wahl und trage es zu Dates (oder jeden Tag) als Parfum, das dich und alle Personen, die dir nahekommen, verzaubert.

LAMPENFIEBER, ADE!
Roll-on für öffentliches Sprechen

Du hältst eine Präsentation oder gibst ein Interview und hast riesiges Lampenfieber oder Angst davor, dich zu verhaspeln?

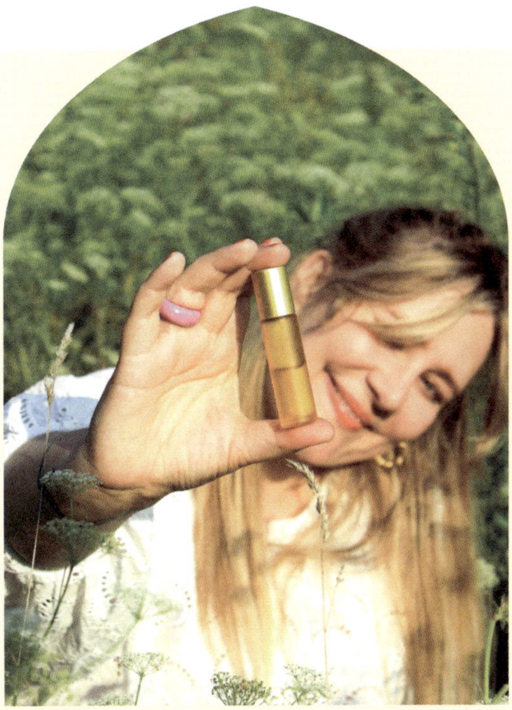

UND SO GEHT'S

In solchen Fällen kann dir das ätherische Öl der Grünen Minze helfen. Es riecht wie die erfrischenden Spearmint-Kaugummis und unterstützt dich beim öffentlichen Sprechen mit Klarheit, Fokus, verbalem Ausdruck und Selbstbewusstsein. Mische dir hierfür einfach 10 Tropfen Grüne Minze in einem 10-ml-Roll-on-Fläschchen mit dem Trägeröl deiner Wahl, gib die Mischung vor deinem Auftritt auf den Hals und die Pulspunkte an den Handgelenken und atme tief durch.

Du schaffst das.

RE-GROUP: *Aromatische Gruppennachhilfe*

In Gruppen zu Wort zu kommen oder sich wohlzufühlen, kann für mich manchmal eine Herausforderung sein. Es fällt mir so viel leichter, wenn ich mich in einem Gespräch auf nur eine, maximal zwei Personen konzentrieren kann, doch in einer Gruppe fühle ich mich schnell eingeschüchtert, unsicher und fehl am Platz.

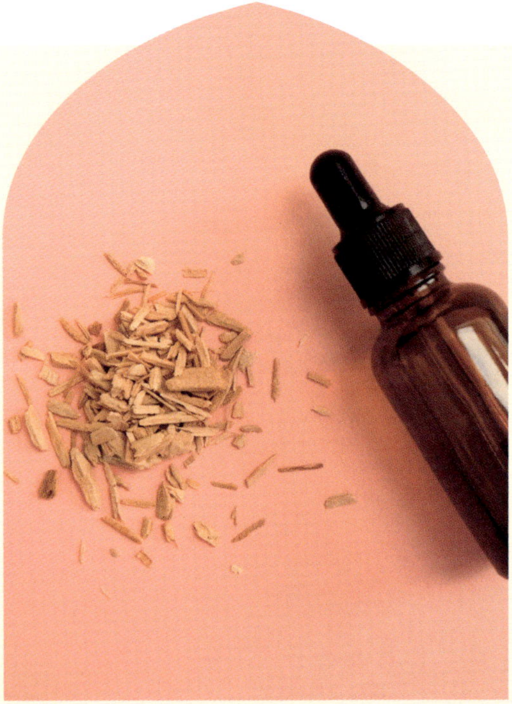

UND SO GEHT'S

Auch hier hat die Aromatherapie einen starken Helfer für uns: Zedernholz. Der holzige Duft steigert das Gefühl von Verbundenheit. Er schenkt uns Trost, wenn wir uns einsam fühlen, und kann uns dabei supporten, Bindungen zu anderen aufzubauen. Übrigens wirkt er sich auch noch positiv auf die Ausschüttung von Glückshormonen aus. Perfekt, oder? Steck dir also in sozialen Situationen gern mal ein Fläschchen Zedernholzöl in die Tasche und schnuppere ab und zu daran. Mit einem Trägeröl verdünnt, kannst du es auch als Parfum auf den Pulspunkten an den Handgelenken oder hinter den Ohren tragen oder mit etwas Wasser 5 Tropfen für eine Dinnerparty bei dir zu Hause in deinen Diffuser geben.

BIS-HIERHIN-UND-nicht-weiter-Roll-on

Es ist manchmal gar nicht so einfach, die eigenen Grenzen zu kommunizieren, doch es ist wichtig, das „Nein"-Sagen zu üben und mit deinen Energiereserven zu haushalten.

UND SO GEHT'S

Um dich besser von anderen abzugrenzen, empfehle ich dir diese Öl-Mischung. Sie hilft dir einerseits dabei, deine eigenen Grenzen besser wahrzunehmen, sie anzusprechen und für dich einzustehen. Andererseits hält sie Energieräuber von dir fern.

Teebaumöl und Nelke sind beides starke Verbündete, wenn es darum geht, Grenzen zu ziehen, und Weihrauch unterstützt uns darin, unsere Bedürfnisse wahrzunehmen. Mische dir hierfür die folgenden ätherischen Öle in einem 10-ml-Roll-on-Fläschchen mit dem Trägeröl deiner Wahl und gib die Mischung vor oder während einer Begegnung mit Leuten, die etwas von dir wollen, auf die Pulspunkte an den Handgelenken.

Atme beim Auftragen den Duft ganz bewusst ein:

- 10 Tropfen Teebaum
- 6 Tropfen Nelke
- 3 Tropfen Weihrauch

COMMITMENT-
Helfer

Commitment ist ein großes Wort. Das deutsche Wort Verpflichtung ist irgendwie noch größer und noch schlechter konnotiert. Aber egal, wie du es nennen magst, in manchen Situationen und Beziehungen tut diese Eigenschaft gut, ist sie sogar notwendig.

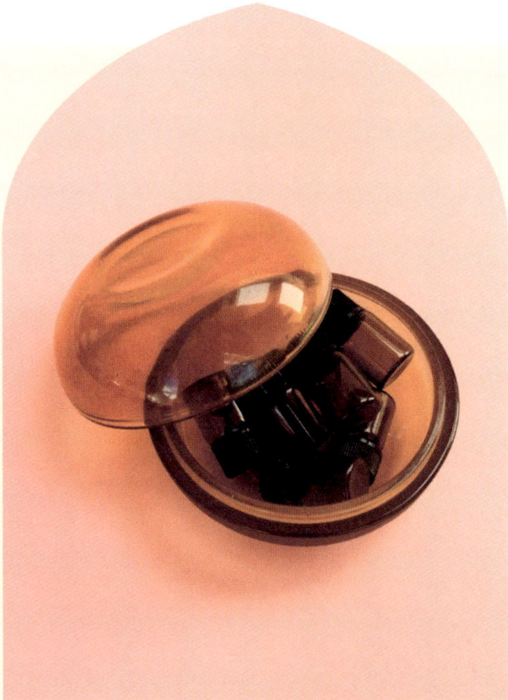

UND SO GEHT'S

Möchtest du eine Liebes- oder Geschäftsbeziehung mit jemandem eingehen, in der du und dein Gegenüber sich aufeinander verlassen können? Dann ist Commitment gefragt. Oder du arbeitest an einem großen Projekt oder Plan? Auch dann brauchst du diese Eigenschaft. Diese Öl-Mischung kann dir dabei helfen, Commitments einzugehen. Sie ist sehr baumlastig, und du kannst dir vorstellen, dass sie dir beim Verwenden und Einatmen die Eigenschaften eines Baumes einpflanzt: Geduld, Verwurzelung, Standhaftigkeit und die Vision, langsam und stetig immer weiter zu wachsen. Mische dir am besten in einem 5-ml-Roll-on mit dem Trägeröl deiner Wahl die folgenden ätherischen Öle und trage sie morgens auf deinen Fußsohlen und bei Bedarf hinter den Ohren auf.

- 6 Tropfen Fichte
- 3 Tropfen Weihrauch
- 3 Tropfen Blauer Rainfarn
- 4 Tropfen Ho-Holz
- 2 Tropfen Kamille

Tipp

Du kannst die Mischung auch mit etwas Wasser in deinen Diffuser geben und für 20 Minuten in einem Raum vernebeln, in dem du ein wichtiges Gespräch mit einer anderen Person führen wirst.

ROLL-ON FÜR DEINE *eigene Stimme*

Bist du auch schon einmal von jemandem über etwas belehrt worden, wovon du viel mehr Ahnung hast, hast dich aber nicht getraut, ihn zu unterbrechen? Oder hat jemand einen völlig unpassenden sexistischen oder rassistischen Witz gemacht (und natürlich nicht so gemeint), und du hast es nicht gewagt, ihn oder sie darauf hinzuweisen? Weil du nicht unbequem sein wolltest?

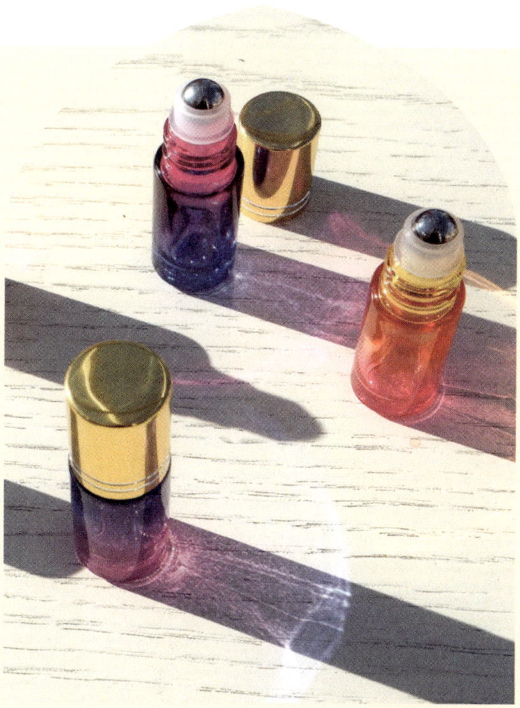

UND SO GEHT'S

Mit dem ungewollten Schweigen ist jetzt Schluss, denn mit dieser Öl-Mischung hast du den extra Push, um für dich und deine Überzeugungen einzustehen und Ungerechtigkeiten nicht einfach so totzuschweigen. Mische dir am besten in einem 5-ml-Roll-on mit dem Trägeröl deiner Wahl die folgenden ätherischen Öle. Trage sie morgens oder in Situationen, in denen du Unterstützung brauchst, hinter den Ohren auf oder rieche daran. Hab die Mischung am besten immer griffbereit in deiner Tasche. Man weiß ja nie!

- 8 Tropfen Grüne Minze
- 6 Tropfen Zypresse
- 5 Tropfen Wintergrün
- 5 Tropfen Lavendel
- 3 Tropfen Kardamom
- 2 Tropfen Fichte
- 1 Tropfen Immortelle

AROMATHERAPIE **UND SCHLAF**

Guter Schlaf ist unerlässlich, wenn wir uns ausgeruht, erneuert, frisch und stark fühlen wollen. Im Schlaf regenerieren sich nicht nur unsere Zellen, wir verarbeiten auch die Sinneseindrücke des Tages und entspannen so richtig. Um dich beim Schlafen zu unterstützen, gibt es ein paar hilfreiche Tricks aus der Aromatherapie.

SCHLAF-GUT - *Kissenspray*

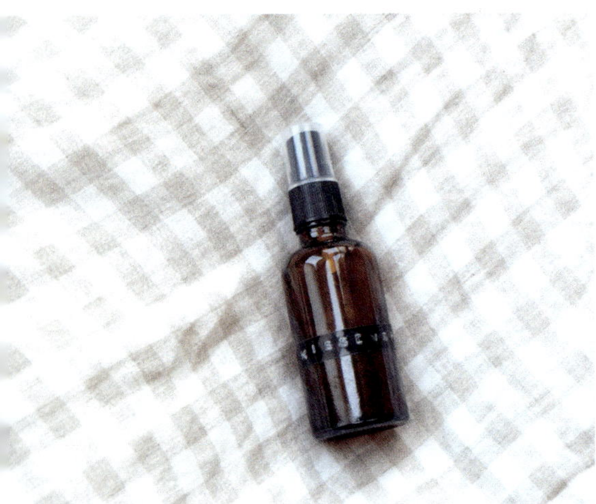

UND SO GEHT'S

Schlafenszeit! Doch es fällt dir schwer, einzuschlafen? Um deinen Schlaf zu unterstützen, kannst du dir ein Kissenspray mischen, das du als kleines, beruhigendes Gute-Nacht-Ritual vor dem Zubettgehen auf dein Kissen sprühst. Hierfür brauchst du eine leere 100-ml-Sprühflasche, die du mit den folgenden Zutaten befüllst, schüttelst und dann abends 1–2 Spritzer auf dein Kopfkissen gibst:

- 95 ml destilliertes Wasser
- 10 Tropfen Kamille
- 10 Tropfen Lavendel

GUTE-NACHT-
Diffuser-Mischungen

Alternativ zu einem Kissenspray kannst du auch einen Diffuser im Schlafzimmer aufstellen und ihn als abendliches Ritual einschalten.

UND SO GEHT'S

Es bietet sich perfekt an, deinen Diffuser mit einer der beiden folgenden Mischungen und etwas Wasser zu befüllen und für 15–30 Minuten anzustellen. Zum Beispiel während du dir die Zähne putzt und dich bettfertig machst. Wenn du dann unter die Decke schlüpfst, duftet dein Schlafzimmer wohlig und gemütlich.

Die beiden Diffuser-Mischungen haben einen beruhigenden, schlafördernden Effekt auf dein System. Wenn du sie regelmäßig verwendest, wird sich dank der Dufterinnerung dein Körper auf Dauer schneller entspannen und den Schalter auf Schlafenszeit umlegen. Beide Mischungen beinhalten unter anderem Zitronengras, denn es hat einen reinigenden und beruhigenden Effekt. Es kann uns dabei helfen, Dinge loszulassen, Gedanken ziehen zu lassen. Es eignet sich deswegen perfekt, um die Regeneration im Schlaf zu fördern und unsere Eindrücke und Sorgen in Träumen zu verarbeiten.

SLEEPING BEAUTY

- 6 Tropfen Zitronengras
- 4 Tropfen Lavendel
- 2 Tropfen Zedernholz
- 1 Tropfen Weihrauch

NACHTIGALL

- 3 Tropfen Zitronengras
- 2 Tropfen Eukalyptus
- 1 Tropfen Lavendel

SCHLAFENSZEIT-
Fußbalsam

Gerade an stressigen Tagen kann dich ein kleines, gemütliches Bedtime-Ritual beim Herunterkommen unterstützen. Dabei soll es ja wirklich helfen, das Smartphone wegzulegen und stattdessen ein Buch zur Hand zu nehmen.

UND SO GEHT'S

Mach dir gerne einen beruhigenden Tee, wie beispielsweise Kamille, und creme dir die Füße mit einem selbst gemachten Fußbalsam ein, der dich ins Schlummerland begleitet. Hierfür brauchst du einen leeren 100-ml-Tiegel und die folgenden Zutaten:

- 10 g Bienenwachs-Pastillen
- 50 g Jojobaöl
- 40 g Avocadoöl
- 10 g Rizinusöl
- 5 Tropfen Lavendel
- 3 Tropfen Vetiver

Lasse das Bienenwachs in einem Wasserbad schmelzen und mische es anschließend mit dem Jojobaöl, Avocadoöl und dem Rizinusöl. Lasse die Mischung 1–2 Minuten abkühlen (aber nicht hart werden) und gib dann die ätherischen Öle hinzu. Verrühre alles ordentlich und fülle die flüssige Fußcreme in den Tiegel. Warte, bis sie komplett ausgekühlt ist, bevor du sie verwendest. Zieh dir gern noch warme Socken darüber, wenn du auch immer so kalte Füße hast. Die Fußcreme hält sich ca. 6 Monate.

Gute Nacht!

SNOOZING-QUEEN-
Diffuser-Mischung

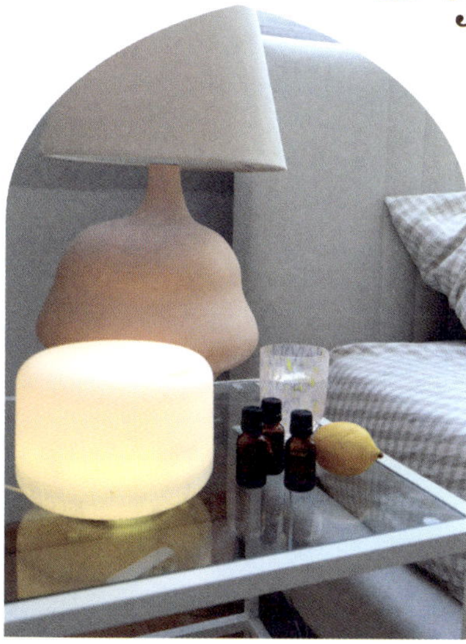

UND SO GEHT'S

Ich snooze morgens um mein Leben und habe damit schon die ein oder andere Person verrückt gemacht. Aber ich werde vom ersten Weckerklingeln einfach nicht wirklich wach. Deswegen habe ich einen kleinen Hack entwickelt: Wenn ich die Snooze-Taste auf meinem Handywecker drücke, schalte ich auch direkt den Diffuser auf meinem Nachttisch an. Du solltest ihn für dieses Aufwachritual schon am Vorabend mit etwas Wasser und der folgenden Öl-Mischung befüllt haben:

- 10 Tropfen Orange
- 5 Tropfen Grapefruit
- 2 Tropfen Zitrone

Meist klappt's dann nach 5 Minuten mit dem Wachwerden.
Also, raus aus den Federn!

MORGENMUFFEL-
Roll-on

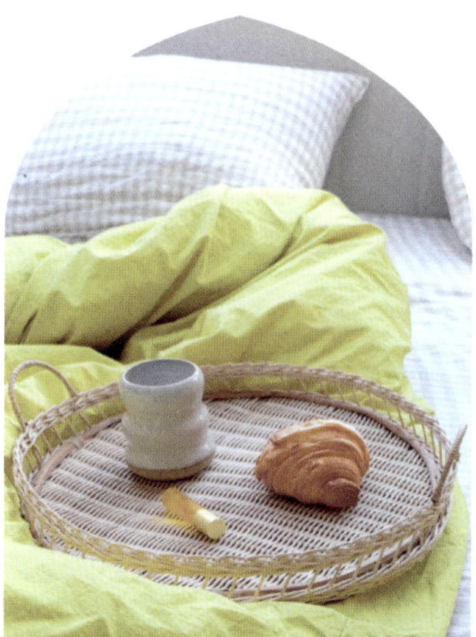

UND SO GEHT'S

Gehörst du auch zum Club der Morgenmuffel? Geht mir auch so. Die erste Stunde des Tages sollte man mich definitiv nichts Wichtiges fragen. Um ein bisschen besser gelaunt zu sein, obwohl ich aus irgendeinem Grund das Bett verlassen musste, hilft mir diese Öl-Mischung. Probiere sie gern mal aus. Mische dir hierfür die folgenden ätherischen Öle in einem 10-ml-Roll-on-Fläschchen mit dem Trägeröl deiner Wahl und gib sie morgens auf deinen Nacken oder deine Pulspunkte an den Handgelenken. Schnuppere immer wieder ganz bewusst daran.

- 10 Tropfen Zitrone
- 3 Tropfen Grüne Minze
- 4 Tropfen Eukalyptus
- 1 Tropfen Zimt

AROMATHERAPIE FÜR **SPORT UND ROADTRIPS**

Sport, Abenteuer, Unternehmungen, alles tut uns meistens richtig gut. Aber es ist manchmal gar nicht so einfach, sich aufzuraffen, denn die Couch ist so gemütlich, oder es gibt so viel zu tun zu Hause, oder wir fühlen uns einfach nicht danach. Hier kann Aromatherapie kleine Impulse setzen, die uns aktiv werden lassen.

ROADTRIP- *Diffuser-Mischung*

UND SO GEHT'S

Ich liebe Roadtrips! Doch egal, wie gut die Playlist ist, ich werde ab und zu etwas müde vom monotonen Fahren. Klar, das Allerwichtigste sind regelmäßige Pausen, Wasser zu trinken und zu stoppen, wenn du wirklich erschöpft und müde bist. Safety first! Aber was wunderbar funktioniert, quasi wie ein kleiner Espresso für zwischendurch, ist eine belebende Diffuser-Mischung. Ja, genau, Diffuser im Auto!

Du kannst entweder einen kleinen Ultraschalldiffuser besorgen, den du über den USB-Anschluss im Zigarettenanzünder betreibst und auf das Armaturenbrett stellst. Oder du kannst dir kleine Filzkugeln oder Wattepads mit Wäscheklammern an den Lüftungsschlitzen befestigen und die Lüftung voll aufdrehen. Dafür einfach die Pads oder Kugeln mit ein paar Tropfen der ätherischen Öle beträufeln oder etwas Wasser in den Diffuser geben mit der folgenden Mischung:

- 4 Tropfen Zitrone
- 3 Tropfen Grüne Minze

SPORTMUFFEL- *Motivations-Roll-on*

UND SO GEHT'S

Theoretisch weißt du ja, wie happy du und dein Körper immer seid, wenn ihr euch zum Sport aufgerafft habt. Egal, ob du ein echtes Runners High bekommst oder dich nach etwas Tanzen einfach durchgeschwitzt und stolz fühlst, es ist es immer wert. Wie aber den berüchtigten inneren Schweinehund dazu überreden? Mit dieser Motivations-Mischung kannst du ihn in den meisten Fällen besänftigen. Mische dir hierfür die folgenden ätherischen Öle in einem 10-ml-Roll-on-Fläschchen mit dem Trägeröl deiner Wahl und gib sie bei Bedarf auf deinen Nacken oder die Pulspunkte an den Handgelenken. Du kannst die Mischung ebenfalls zwischen deinen Handflächen verreiben und daran riechen.

- 4 Tropfen Pfefferminze
- 3 Tropfen Clementine
- 2 Tropfen Koriandersamen
- 2 Tropfen Basilikum
- 1 Tropfen Melisse
- 1 Tropfen Rosmarin
- 1 Tropfen Vanille

BALANCEAKT- *Yoga-Roll-on*

UND SO GEHT'S

Baum, Krieger, Halbmond – beim Yoga gibt es ja so einige Posen, in denen es um Balance geht. Was du dafür brauchst? Konzentration, Spannung und eine Öl-Mischung, die dich dabei unterstützt. Mische dir für deinen Yoga-Blend die folgenden ätherischen Öle in einem 10-ml-Roll-on-Fläschchen mit dem Trägeröl deiner Wahl und gib sie bei Bedarf auf deinen Nacken oder die Pulspunkte an den Handgelenken.

- 4 Tropfen Lavendel
- 2 Tropfen Weihrauch
- 1 Tropfen Zimt
- 1 Tropfen Patchouli
- 3 Tropfen Zedernholz
- 2 Tropfen Sandelholz
- 1 Tropfen Pfefferkorn

Tipp

Du kannst die Mischung für noch mehr Erdung und Balance auch perfekt auf deinen Fußsohlen verwenden. Achte aber darauf, dass das Öl komplett eingezogen ist, bevor du loslegst, damit du nicht auf deiner Matte ausrutschst und dich verletzt.

AROMATHERAPIE FÜR **TIEFENARBEIT UND INNENSCHAU**

Aromatherapie kann uns auch mental dabei unterstützen, uns selbst besser kennenzulernen und zu wachsen. Hier kommen meine liebsten ätherischen Öle für die Tiefenarbeit, wie Journaling, Psychotherapie, Meditation und Ritualarbeit.

DEEP-
Meditation-Blend

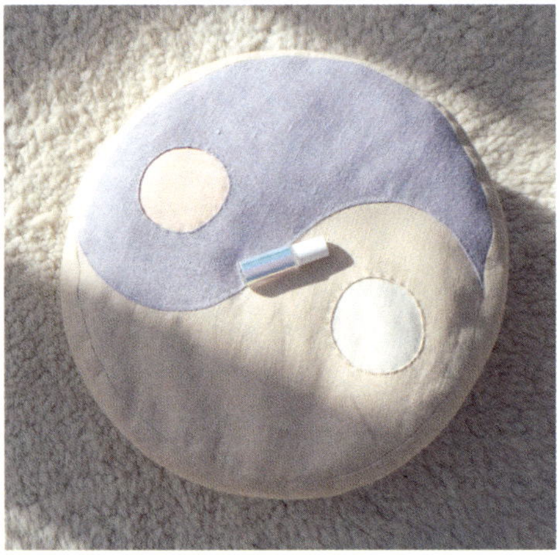

UND SO GEHT'S

Ganz egal, ob du mit einer Meditationsapp oder für dich alleine meditierst, ob du schon erprobt bist oder es zum ersten Mal ausprobierst, beim Meditieren kann es helfen, sich auf eine Sache zu konzentrieren – wie einen Duft. Mische dir hierfür die folgenden ätherischen Öle in einem 5-ml-Roll-on-Fläschchen mit dem Trägeröl deiner Wahl und gib die Mischung vor der Meditation auf deinen Nacken, die Pulspunkte an den Handgelenken oder auf deine Fußsohlen. Atme beim Auftragen den Duft ganz bewusst ein. Setze dich dann bequem hin und starte deine Meditation, indem du dich ganz auf deine Atmung konzentrierst.

- 3 Tropfen Sandelholz
- 2 Tropfen Bergamotte
- 2 Tropfen Limette
- 2 Tropfen Grapefruit

JOURNALING-
Flow-Roll-on

Besonders beim Journaling, also im Prinzip beim Tagebuchschreiben, habe ich bis jetzt die meisten Dinge über mich selbst gelernt. Vielleicht gehört Journaling schon fest in deinen Alltag, dann kann dir diese Öl-Mischung dabei helfen, noch tiefer vorzudringen. Oder aber diese Praxis ist ganz neu für dich, dann kannst du mit ihr den Einstieg finden.

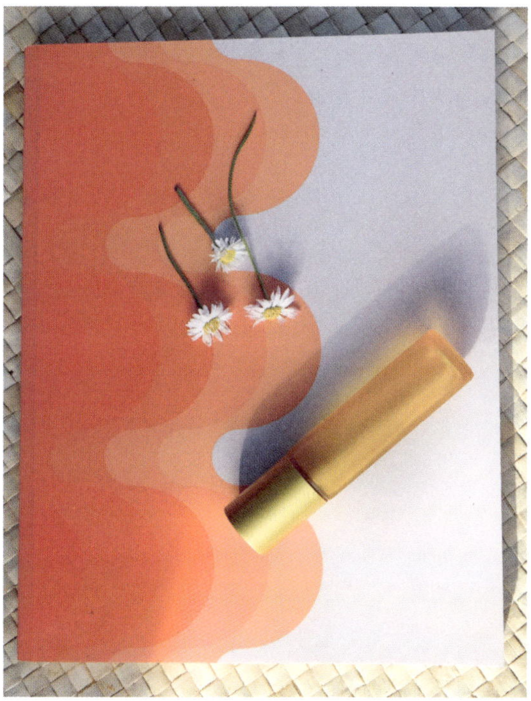

UND SO GEHT'S

Mische dir die folgenden ätherischen Öle in einem 10-ml-Roll-on-Fläschchen mit dem Trägeröl deiner Wahl und gib die Mischung vor dem Journaling auf deinen Nacken oder auf die Pulspunkte an den Handgelenken. Schnuppere immer wieder ganz bewusst an deinem Handgelenk oder Fläschchen. Nimm dir ein Notizheft oder Journal und einen Stift (ja, wir schreiben mit der Hand) und schreibe dann drauflos.

Wenn du eine Einstiegsfrage brauchst, kannst du es mit „Was macht mich aus?" oder „Wie fühle ich mich heute – kann ich die Emotionen benennen?" versuchen.

All diese Öle wirken auch einzeln zentrierend und bringen einen klaren Geist, zusammen sind sie aber besonders stark. Anders als Zitrone geht es hier weniger um eine angeknipste, hellwache, sondern eher um eine meditative, ruhige Konzentration.

- 8 Tropfen Sandelholz
- 6 Tropfen Limette
- 1 Tropfen Weihrauch
- 1 Tropfen Kamille
- 5 Tropfen Amyris
- 3 Tropfen Patchouli
- 1 Tropfen Ylang-Ylang

HERZENSWEG-
Parfum zur Innenschau

Vielleicht hast du für dich festgestellt, dass dir eine Gesprächstherapie oder auch ein Coaching guttun. Auch diese Art der Tiefenarbeit kannst du wunderbar mit Aromatherapie verbinden.

UND SO GEHT'S

Die ätherischen Öle unterstützen dich in deiner Erinnerung und im Wahrnehmen deiner Emotionen. Ein geschützter Raum, wie bei einer Therapie oder einem Coaching, ist optimal, um diese zu erforschen. Teile deinem Gegenüber gerne mit, dass du Aromatherapie integrieren möchtest. Für den Start kannst du dir ein Parfum zusammenstellen, das dich darin unterstützt, deinen Herzensweg zu erkennen und ihm zu folgen. Hierfür brauchst du einen leeren 25-ml-Sprühflakon und die folgenden Zutaten. Mische diese miteinander und sprühe dir einen Spritzer hinter jedes Ohr, bevor du dich auf den Weg zur Therapie oder zum Coaching machst.

- 8 ml Alkohol (beispielsweise Wodka)
- 2 ml Trägeröl
- 22 Tropfen Grapefruit
- 8 Tropfen Rose
- 4 Tropfen Patchouli
- 2 Tropfen Petitgrain

Schon gewusst?

Petitgrain ist das ätherische Öl, das aus den Blättern und Zweigen der unreifen, grünen Früchte der Bitterorange gewonnen wird. Es steht emotional in Verbindung zu unserer Ahn*innenreihe und kann uns so bei Familienthemen unterstützen.

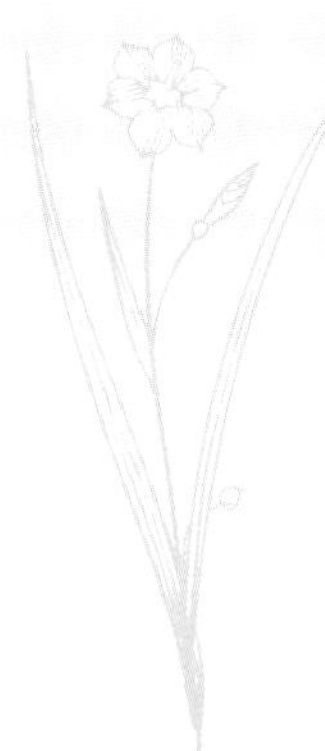

RITUAL *Scents*

Vielleicht arbeitest du öfter mit Ritualen, praktizierst Hexenkunst, veranstaltest das ein oder andere Vollmondritual oder ziehst gern mal eine Tarot- oder Orakelkarte, um deine eigene Kraft heraufzubeschwören und deine Intuition zu stärken?

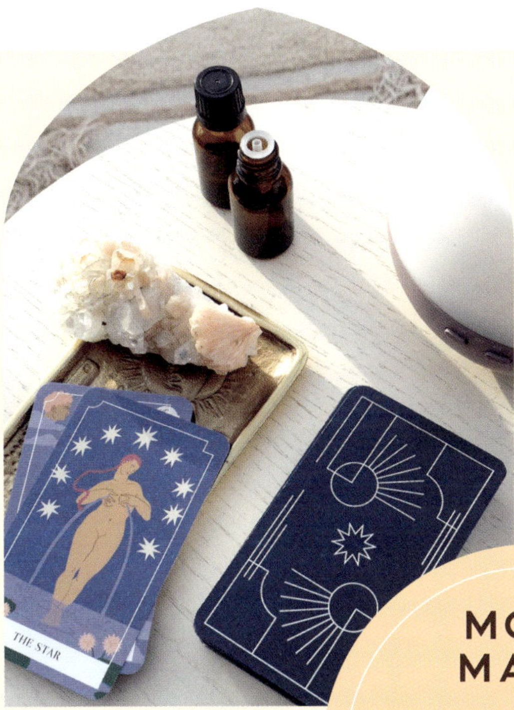

UND SO GEHT'S

Auch hierfür gibt es duftende Helfer in der Aromatherapie, die dich dabei unterstützen können, dich noch mehr auf deine eigene Magie einzulassen und besser auf die Stimme deiner Intuition zu hören. Für den passenden Duft für die Ritualarbeit befüllst du am besten den Diffuser mit etwas Wasser und einer der folgenden Mischungen und lässt ihn während deines Rituals laufen.

MOON MAGIC

- 8 Tropfen Sandelholz
- 8 Tropfen Zedernholz
- 4 Tropfen Lavendel
- 2 Tropfen Weihrauch
- 2 Tropfen Myrrhe

WITCH BLEND

- 5 Tropfen Pfeffer
- 3 Tropfen Patchouli
- 2 Tropfen Wacholder
- 1 Tropfen Wintergrün
- 1 Tropfen Jasmin

MEET-YOUR-
Inner-Child-Öl

Bist du ab und zu mit deinem inneren Kind in Kontakt? Der Begriff beschreibt in der Psychotherapie eine modellhafte Betrachtung des Innenlebens. Er symbolisiert die in dir gespeicherten Gefühle, Erinnerungen und Erfahrungen aus deiner Kindheit, die meist unbewusst auch heute noch dein Verhalten, deine Bedürfnisse und Gefühle beeinflussen.

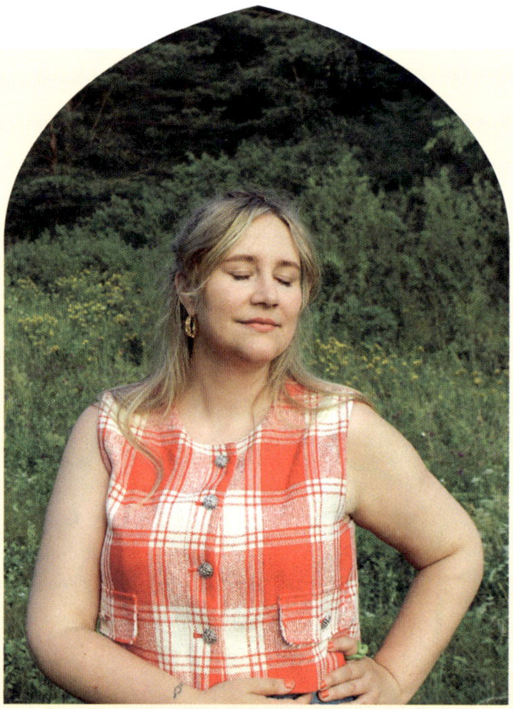

UND SO GEHT'S

Es gibt viele praktische Meditationen und Journalingfragen, um mit diesem Teil von dir in Kontakt zu treten. Das ätherische Öl der Ylang-Ylang-Blüte unterstützt dich dabei. Es kann spielerische Leichtigkeit, Neugier und Experimentierfreude in dir wecken und dich dein inneres Kind visualisieren lassen.

Fülle dafür Wasser in deinen Diffuser und gib 4 Tropfen Ylang-Ylang-Öl dazu. Begib dich dann in eine entsprechende Meditation oder Journaling-Session. Frage dich dafür beispielsweise „Wonach sehnt sich mein inneres Kind?"

SHADY-BUSINESS- *Schattenarbeitsöl*

Hast du schon einmal von sogenannter „Schattenarbeit" gehört? Dabei geht es darum, uns immer besser kennenzulernen und tiefer in unsere Emotionswelt vorzudringen.

UND SO GEHT'S

Schattenarbeit bedeutet, dich mit den düsteren, ekligen oder peinlichen und schamvollen Anteilen in dir zu beschäftigen und genau hinzuschauen, damit du sie auf Dauer besser annehmen kannst. Informiere dich hierzu unbedingt noch weiter und suche dir am besten professionelle Unterstützung. Was dich ergänzend dazu bei der Schattenarbeit supporten kann, ist Wacholder-Öl. Es kann dabei helfen, dir die Angst vor dem Unbekannten zu nehmen, und dich dabei unterstützen, mehr und mehr deiner Gefühle und Facetten von dir zu akzeptieren. Außerdem kann es dabei helfen, die Balance zwischen Bewusstem und Unbewusstem, Licht und Dunkel, Tag und Nacht in dir herzustellen. Fülle dafür einfach etwas Wasser in deinen Diffuser und gib 4 Tropfen Wacholderöl dazu. Begib dich dann in eine entsprechende Meditation oder Journaling-Session und spüre, wie du dich mutiger, stärker und integrierter fühlst.

Emotionales Wohlbefinden bedeutet nicht, 24/7 gute Laune zu haben, auch wenn viele das denken. Es geht darum, ein emotionales Gleichgewicht zu finden, in dem wir eine Bandbreite an Emotionen erleben, ohne aber in Ärger, Angst oder Traurigkeit stecken zu bleiben. Ätherische Öle können dir dabei helfen, dein Emotionsspektrum besser kennen und benennen zu lernen. Ich vergleiche die Düfte gern mit Vokabelkarten, um die Emotionsvokabeln zu übersetzen. Durch ihren direkten Draht zu unseren Gefühlen und Emotionen eignen sich ätherische Öle perfekt, um unsere Laune zu verbessern, Trost zu spenden oder uns eine aromatische Umarmung zu geben.

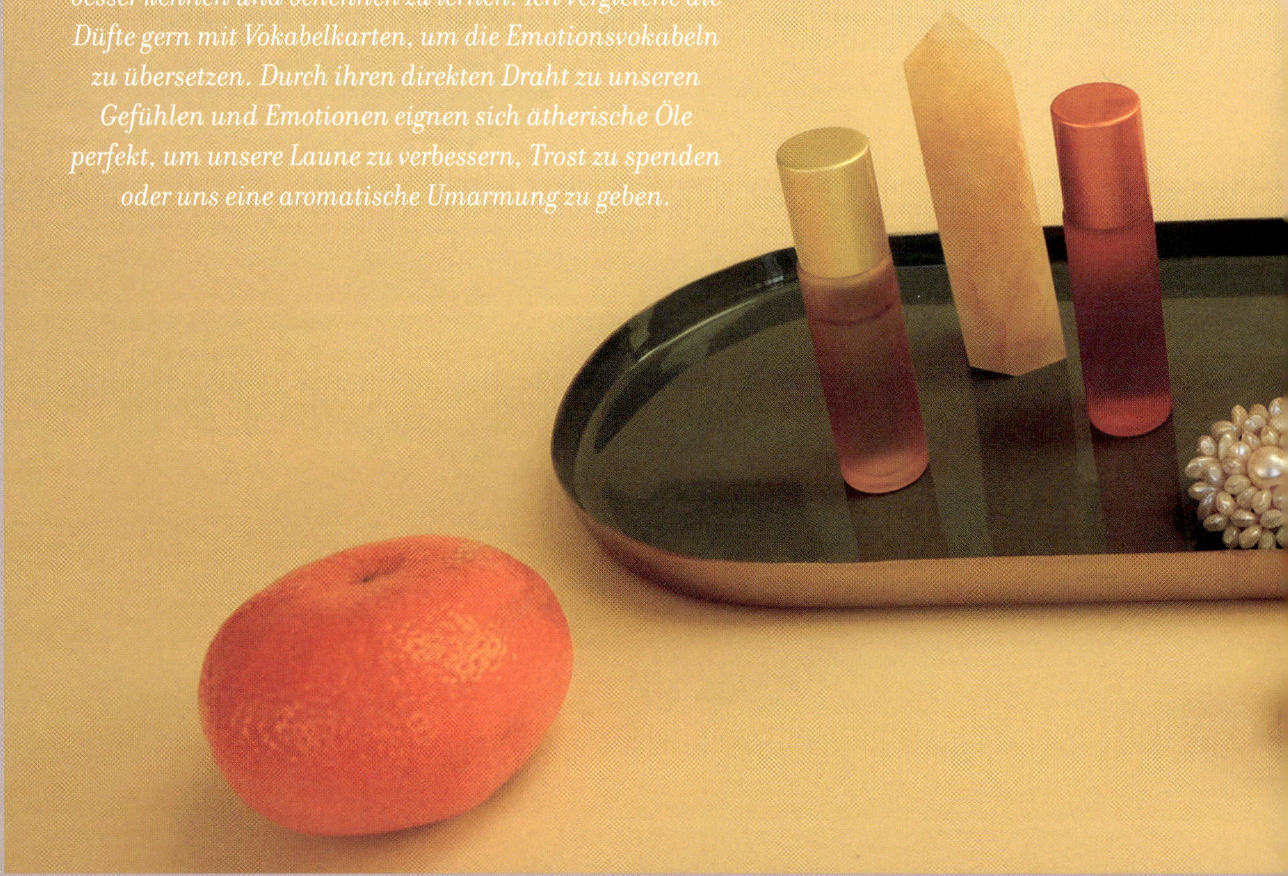

KAPITEL 4

Emotional Selfcare

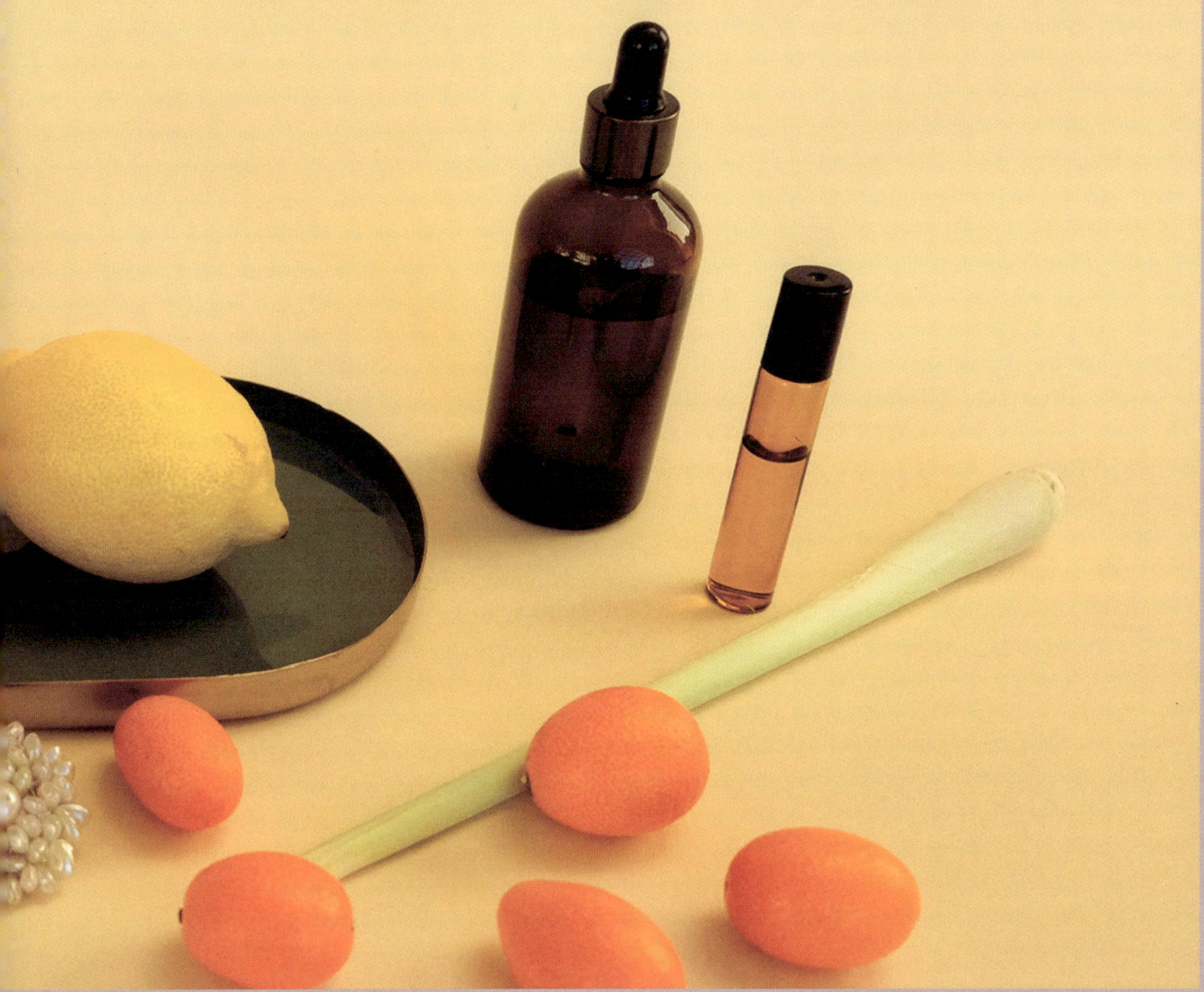

Aromatherapie-Rezepte für dein emotionales Wohlbefinden

AROMATHERAPIE **FÜR MOODBOOSTS**

Ätherische Öle können so viel! Wofür sie aber vermutlich am bekanntesten sind, ist ihre Kraft, unsere Laune und Stimmung zu beeinflussen. Trost, Lebensfreude, Hoffnung, was darf es gerade sein? Hier kommen meine Top 7 der Moodboost-Öl-Mischungen.

LOVE IS IN THE AIR: *Gute-Laune-Diffuser-Mischung*

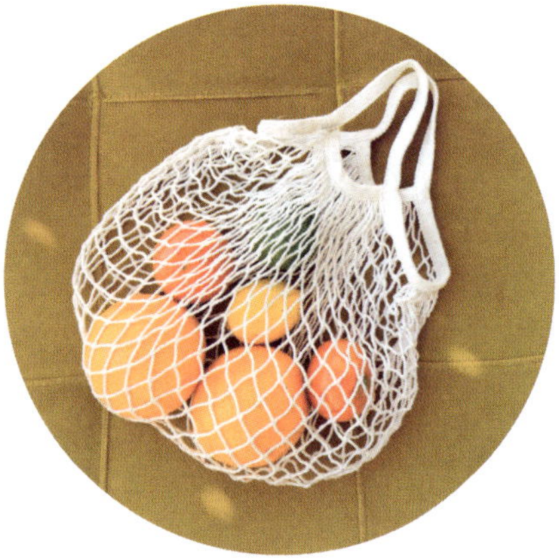

UND SO GEHT'S

Wenn es draußen grau ist oder du ein bisschen Sonnenschein und gute Laune vermisst, kann die geballte Ladung an Zitrusschalen-Ölen wahre Wunder bewirken. Alle Zitrusöle haben einen stimmungsaufhellenden Effekt, kombinierst du sie, wird dieser noch verstärkt. Ich habe manchmal sogar das Gefühl, mich ganz beseelt und wie verliebt zu fühlen, wenn ich diese Mischung diffuse. Befülle deinen Diffuser mit etwas Wasser und gib die folgenden ätherischen Öle hinzu. Lasse den Diffuser für 20 Minuten laufen und beobachte, wie sich deine Laune aufhellt.

- 5 Tropfen Orange
- 3 Tropfen Grapefruit
- 2 Tropfen Tangerine
- 1 Tropfen Vanille
- 4 Tropfen Zitrone
- 3 Tropfen Limette
- 2 Tropfen Bergamotte

FRESH START: *Roll-on für den Neubeginn*

UND SO GEHT'S

Neues Jahr, neue Vorsätze, neuer Job, frisch getrennt, Umzug oder gerade fertig mit deiner Saftkur? Es gibt unzählige Situationen, in denen wir einen kleineren oder größeren Neubeginn wagen – selbst wenn es nur die neue Mondphase ist. Um uns in Phasen der Transformation und des Neubeginns zu unterstützen und zuversichtlich und ruhig eine neue, leere Seite in unserem Buch aufzuschlagen, gibt es eine starke Öl-Mischung, die uns dabei zur Seite stehen kann. Mische dir am besten in einem 10-ml-Roll-on mit dem Trägeröl deiner Wahl die folgenden ätherischen Öle. Trage sie morgens und abends auf deinen Fußsohlen auf und rieche regelmäßig am Fläschchen.

- 5 Tropfen Bergamotte
- 3 Tropfen Grapefruit
- 3 Tropfen Weihrauch

VOLLE POWER: *Roll-on gegen Antriebslosigkeit*

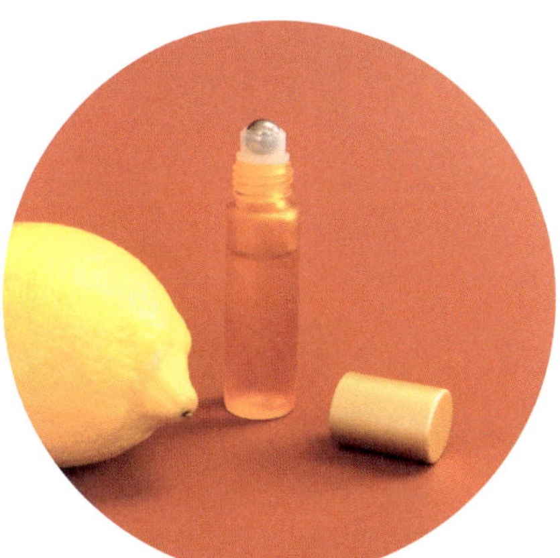

UND SO GEHT'S

Fühlst du dich manchmal einfach, als wäre dein Akku fast leer? Oder fehlt dir ab und zu der Antrieb? Dann kann diese Roll-on-Mischung deinen Geist beleben und dir neue Motivation und Power schenken. Mische dir am besten in einem 10-ml-Roll-on mit dem Trägeröl deiner Wahl die folgenden ätherischen Öle. Trage sie an Tagen der Antriebslosigkeit sanft auf deinen Bauch (Solarplexus) auf oder rieche bei Bedarf am Fläschchen.

- 3 Tropfen Zitrone
- 2 Tropfen Weihrauch
- 2 Tropfen Pfefferminze

BYE-BYE-GRUMPY-CAT-*Roll-on*

Es ist einfach so, an manchen Tagen geht einem alles auf die Nerven, man ist schnell gereizt und einfach mies drauf. Grumpy Cat höchstpersönlich. Sei an diesen Tagen mitfühlend und geduldig mit dir selbst und versuche, deine schlechte Laune nicht allzu sehr an anderen auszulassen.

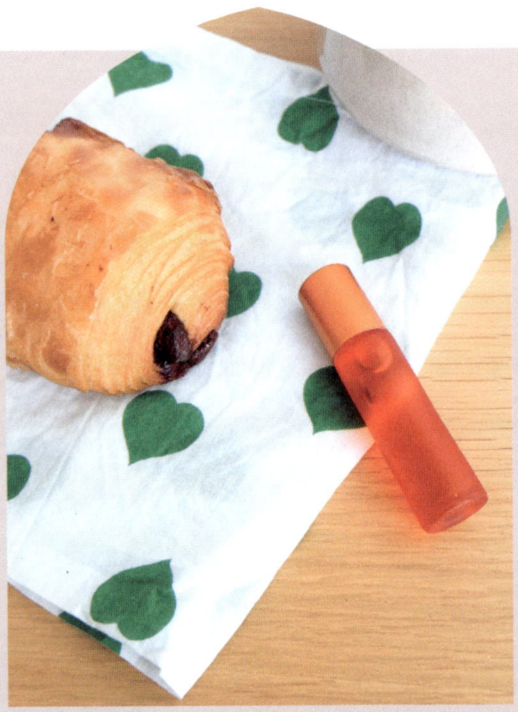

UND SO GEHT'S

Diese Öl-Mischung kann dich sehr gut unterstützen. Mische dir am besten in einem 10-ml-Roll-on mit dem Trägeröl deiner Wahl die folgenden ätherischen Öle und trage sie an grumpy Tagen sanft auf deinen Nacken auf. Rieche außerdem regelmäßig am Fläschchen.

- 8 Tropfen Zedernholz
- 3 Tropfen Orange
- 2 Tropfen Kamille

WURZELPOWER *bei Wut*

Wie steht's um deine Wut? Sie ist ein sehr starkes Gefühl, das uns aktiv werden lässt. Wut zu haben, kann uns Antrieb geben. Allerdings ist es wichtig, dass wir sie produktiv einsetzen und nicht aggressiv an uns selbst oder anderen auslassen – oder sie herunterschlucken, bis unser Bauch voller angestauter Wut ist.

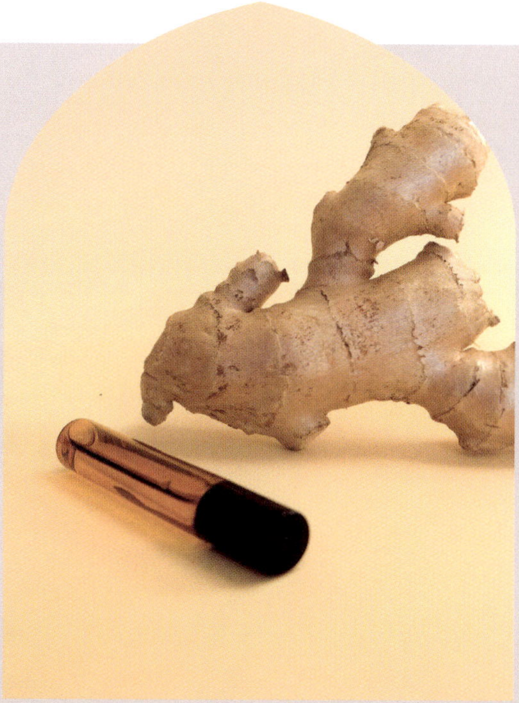

UND SO GEHT'S

Hier hilft das ätherische Öl der Ingwerwurzel. Es ist ein empowerndes Öl, das uns dabei unterstützt, die Wut in etwas Produktives umzulenken. Außerdem ist Ingwer gut für den Bauch und hilft dabei, heruntergeschluckte Wut aus unserem System zu befreien.

Mische dir am besten 8 Tropfen Ingweröl in einem 10-ml-Roll-on mit dem Trägeröl deiner Wahl, trage es bei Wut sanft auf deinen Bauch (Solarplexus) auf und rieche am Fläschchen. Stell dir dabei vor, wie der Ingwer die ganze Wut wie ein Magnet anzieht und dann in einem golden-leuchtenden Ball aus dir herausschweben lässt.

Ergänzend dazu kannst du dich fragen:

„Welche Ungerechtigkeiten oder Bedürfnisse liegen meiner Wut zugrunde?"

„Wie kann ich diese Umstände ansprechen oder versuchen zu verändern?"

TROSTSPENDER: *Roll-on gegen Traurigkeit*

Ob wir aufgrund eines Verlustes trauern oder uns melancholisch oder niedergeschlagen fühlen, das tiefe Gefühl der Traurigkeit mit all seinen Facetten gehört zum Menschsein dazu. Wonach wir uns dann sehnen, ist oft gar nicht das Gefühl von Freude oder Glückseligkeit, sondern Trost und Wärme.

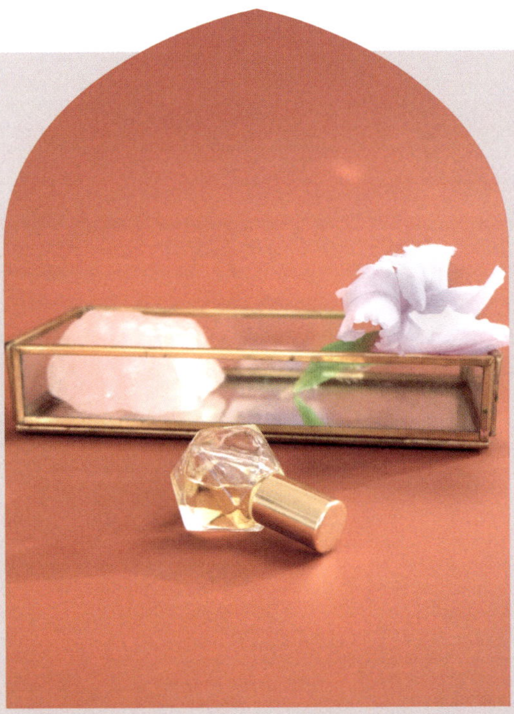

UND SO GEHT'S

Bei Traurigkeit kann uns die folgende Mischung unterstützen. Sie ist wie eine mütterliche, warme Umarmung in flüssiger Form. Mische dir am besten in einem 5-ml-Roll-on mit dem Trägeröl deiner Wahl die folgenden ätherischen Öle, trage sie in Momenten der Traurigkeit sanft auf deinen Herzraum und hinter den Ohren auf oder rieche daran.

- 8 Tropfen Weihrauch
- 6 Tropfen Patchouli
- 4 Tropfen Ylang-Ylang
- 2 Tropfen Sandelholz
- 2 Tropfen Rose

HEARTACHE-HELPER: *Öle gegen Liebeskummer*

Liebeskummer ist eine so fiese Erfindung, und sie trifft uns oftmals unerwartet. Das Gefühl ist so unerträglich, dass man kann kaum essen, schlafen oder sich konzentrieren kann und ständig anfängt, zu weinen. Leider kenne ich kein Öl, das den Liebeskummer wegzaubert. Doch es gibt zwei starke Öle, die für dich da sind und dir Trost und Liebe spenden, während du dich erstmal sortierst und dein Herz langsam zu heilen anfängt.

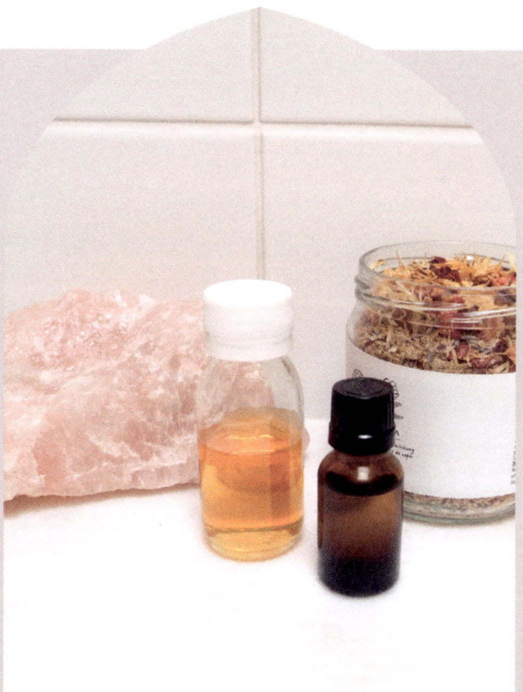

UND SO GEHT'S

Befülle deinen Diffuser mit etwas Wasser und gib die unten stehenden Öle hinein. Lass diese Mischung mehrmals täglich für 20–30 Minuten laufen, auch beispielsweise, wenn du ein heißes Bad nimmst und versuchst, dich etwas zu beruhigen. Gib bei einem Bad gerne auch ein paar frische oder getrocknete Blütenblätter mit in die Wanne für eine extra Portion Selbstliebe. Wenn du willst, sage außerdem der Liebesgöttin Aphrodite Bescheid, dass sie dein gebrochenes Herz schnell heilen soll. Du kannst dir auch wunderbar einen Roll-on mit den beiden Ölen mischen und für regelmäßiges Riechen immer in der Tasche haben.

- 6 Tropfen Rose
- 4 Tropfen Geranie

AROMATHERAPIE **UND SELBSTLIEBE**

Selbstliebe ist genau wie Selbstfürsorge in den letzten Jahren ein gehypter Begriff geworden. Doch sich selbst zu lieben, so wie man ist, ist manchmal gar nicht so einfach. Gerade wir Frauen sind in unserer patriarchalen Gesellschaft oft mit einem Haufen fragwürdiger Schönheitsideale sowie mit Sexismus und Diskrimierungen aufgewachsen, sodass wir unsere Ansprüche an unseren Körper, unsere Leistungen und Ähnliches nicht so easy über Bord werfen können. Dennoch lohnt es sich, es zu versuchen, und dabei können uns einige der ätherischen Öle tatkräftig unterstützen.

SCHLUSS MIT *der Selbstkritik*

UND SO GEHT'S

Na, kennst du sie auch deine*n innere*n Kritiker*in? Meine Kritikerin hat ständig etwas an mir, meinem Aussehen oder meiner Arbeit auszusetzen, nörgelt vor sich hin und heizt meinen Perfektionismus an. Aber ich habe einen Weg gefunden, sie einzulullen und zumindest zeitweise ruhigzustellen: mit Bergamotte. Sie ist eine Kreuzung aus Zitrone und Bitterorange und berühmt dafür, den Earl-Grey-Tee zu aromatisieren. Der elegante Zitrusduft hebt nicht nur deine Stimmung, er kann dir auch auf deinem Weg zu mehr Selbstfürsorge und Selbstakzeptanz zur Seite stehen, dir helfen, deine Talente und Fähigkeiten klarer zu erkennen und Selbstzweifel und Selbstkritik loszulassen. Bergamotte kannst du dir wie eine Taschenlampe vorstellen, die in dein Innerstes leuchtet und dir die Schönheit in dir aufzeigt. Mische dir am besten 10 Tropfen Bergamotte in einem 10-ml-Roll-on mit dem Trägeröl deiner Wahl, trage es morgens sanft auf deinen Bauch (Solarplexus) auf und rieche bei Bedarf am Fläschchen.

BODY-NEUTRALITY-*Trio*

Du möchtest dich in deiner Haut wohlfühlen und deinen Körper so lieben, wie er ist? Guter Plan! Dafür möchte ich dir drei Verbündete vorstellen, die du einzeln oder als Mischung im Diffuser oder Roll-on verwenden kannst.

UND SO GEHT'S

Für eine Diffuser- oder Roll-on-Mischung kannst du je 2 Tropfen von jedem Öl nehmen und im Diffuser mit etwas Wasser oder in einem 10-ml-Roll-on mit Trägeröl mischen.

1. PATCHOULI

Das Hippie-Öl schlechthin. Es ist kein Zufall, dass es im Summer of Love, in dem freie Liebe zelebriert wurde, an jeder Ecke danach duftete! Patchouli ist ein erdig duftendes Öl, das für Körperlichkeit steht. Der Duft lässt dich in deinem Körper zur Ruhe kommen und dich in ihm zu Hause fühlen.

2. GRAPEFRUIT

Das spritzige Zitrusöl lehrt uns, besser auf unseren Körper zu hören, zu essen, wenn wir hungrig sind, und in unseren Körper hineinzuspüren, welche Nahrungsmittel uns guttun und welche nicht.

3. KORIANDERBLÄTTER

Das Öl der Korianderblätter hilft uns dabei, Kontrolle, wie beispielsweise über unser körperliches Idealbild, loszulassen, und unterstützt uns dabei, zu entgiften und unsere Sorgen über Imperfektion abzulegen.

KENNE-DEINEN-*Wert-Roll-on*

UND SO GEHT'S

Wenn du manchmal enttäuscht oder frustriert bist, weil du das Gefühl hast, nicht für deine Bemühungen oder deine Arbeit anerkannt zu werden, könnte das Öl der aromatischen Koriandersamen etwas für dich sein. Es kann dir dabei helfen, deine Einzigartigkeit zu erkennen und dich dadurch vom Urteil anderer und dem Bedürfnis nach Bestätigung von außen befreien. Mische dir 12 Tropfen Korianderöl in einem 10-ml-Roll-on mit dem Trägeröl deiner Wahl, trage es abends auf deinen Pulspunkten an den Handgelenken und auf der Haut an deinen Fußsohlen auf und rieche bei Bedarf am Fläschchen.

LIQUID CONFIDENCE: *Selbstvertrauen-Roll-on*

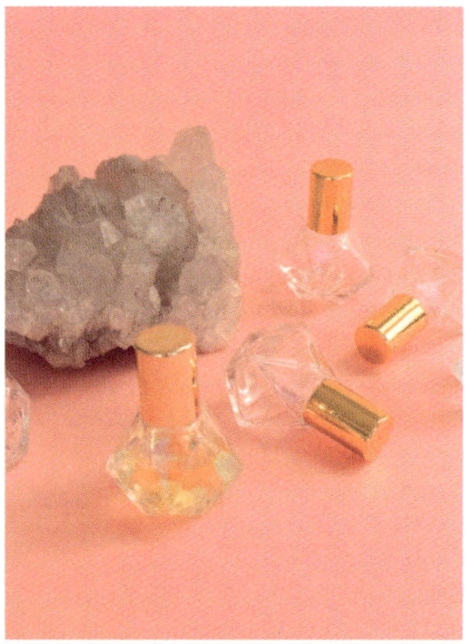

UND SO GEHT'S

Ein sogenannter Signature Scent ist dein individuelles Parfum, das Menschen mit dir verbinden. Er kann im wahrsten Sinne des Wortes dein Selbstbewusstsein boosten, wenn du dir einen persönlichen Duft kreierst, der voller ätherischer Öle ist, die dich an deine Stärke erinnern. Nimm dir dafür am besten einen 10-ml-Roll-on-Flakon und fülle ihn mit der folgenden Mischung und einem Trägeröl deiner Wahl:

- 5 Tropfen Kiefer
- 3 Tropfen Pfeffer
- 2 Tropfen Bergamotte
- 4 Tropfen Grapefruit
- 2 Tropfen Melisse
- 2 Tropfen Rosmarin

MANDARIE: *Empowerment-Roll-on*

UND SO GEHT'S

Einen starken Oil Blend für eine Extraportion Empowerment hat meine Schwester Marie kreiert und nach ihr benannt (Mandarie). Sie hat diese Duftmischung an einem gemeinsamen Wochenende an ihre Freundinnen und mich verschenkt. Die Mischung ist der Hammer, und deswegen möchte ich dir das Rezept verraten. Mische dir für diesen Blend am besten in einem 5-ml-Roll-on mit dem Trägeröl deiner Wahl die nebenstehenden ätherischen Öle zusammen, trage sie auf die Pulspunkte an deinen Handgelenken auf und rieche regelmäßig am Fläschchen.

- 6 Tropfen Grüne Mandarine
- 4 Tropfen Fichte
- 3 Tropfen Ingwer

Tipp

Als Akt des gegenseitigen Empowerments unter Freund*innen ist es ein starkes Ritual, sich gegenseitig Öl-Mischungen zu mischen und zu schenken. Probier's mal aus. Ich kann es nur empfehlen.

MUT-TUT-GUT- *Blends*

Egal, ob es darum geht, jemanden in der Bahn anzusprechen, zu einem Abendessen mit fremden Menschen zu gehen, sich auf einen neuen Job zu bewerben oder für seine Überzeugungen einzustehen und laut zu werden, ein bisschen mehr Mut können wir alle manchmal gebrauchen. Gut, dass uns auch hierbei die Aromatherapie unterstützt.

UND SO GEHT'S

Am besten machst du dir morgens, bevor du das Haus verlässt, oder abends, bevor du ausgehst, eine der beiden Diffuser-Mischungen. Du kannst dies auch zu deinem täglichen Ritual werden lassen. Befülle deinen Diffuser einfach mit etwas Wasser, gib die folgenden ätherischen Öle hinzu und lasse den Diffuser für 20 Minuten laufen. Spüre, wie sich Mut und Selbstvertrauen in dir ausbreiten.

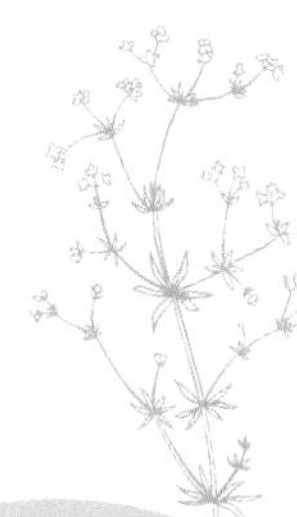

COURAGE BLEND

- 3 Tropfen Limette
- 3 Tropfen Zedernholz
- 3 Tropfen Zimt

TRAU-DICH-MISCHUNG

- 3 Tropfen Limette
- 3 Tropfen Grapefruit
- 3 Tropfen Ylang-Ylang

AROMATHERAPIE BEI **ANGST UND PANIK**

Ursprünglich war die Angst eine überlebenswichtige Reaktion unseres Körpers. Heute erleben wir sie leider immer häufiger, ausgelöst durch Stress in Situationen, in denen wir echt auf sie verzichten könnten. Hier kann Aromatherapie unterstützend wirken.

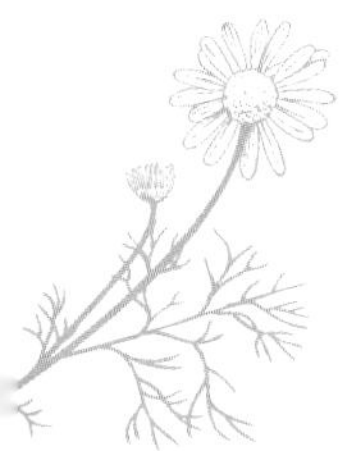

DON'T-PANIC-*Kompresse*

UND SO GEHT'S

Ich persönlich hatte jahrelang mit Panikattacken zu kämpfen und weiß, wie unglaublich schrecklich sie sich anfühlen. Wir haben einfach so viele Gefühle, die sich über den Tag verteilt bei uns melden. Viele davon nehmen wir gar nicht bewusst wahr oder unterdrücken sie schnell. Das führt aber dazu, dass irgendwann richtig Druck entsteht, wie bei einem Dampfkochtopf, und dann brodeln die bunten Emotionen hoch und brauen sich zu einer saftigen Panikattacke zusammen. Wie wir sie einfach ausschalten können, weiß ich leider nicht. Doch neben Stressreduktion, dem besseren Kennenlernen meiner Emotionen und einer Psychotherapie kann ich dir eine Kompresse mit ätherischen Ölen empfehlen:

In einer kleinen Schüssel mischst du die folgenden Zutaten zusammen und gibst sie dann auf ein Baumwollläppchen (ca. 10 x 10 cm groß - das kann zum Beispiel ein Stück eines alten T-Shirts sein). Die fertige Kompresse legst du dir auf den Brustkorb, dort, wo du die Enge spürst, oder auf den Bauch (Solarplexus). Bleibe so am besten 30 Minuten lang liegen und versuche, tief und gleichmäßig zu atmen.

- 1 Esslöffel Johanniskrautöl
- 2 Tropfen Melisse
- 2 Tropfen Mandarine
- 1 Tropfen Kamille

BERUHIGENDER ROLL-ON *bei Verlustangst*

Manchmal überfällt sie uns ganz unerwartet und verunsichert uns: die Verlustangst. Mit Dankbarkeit und gutem Zureden, ist sie oft nicht wegzubekommen, doch Aromatherapie kann dabei helfen.

UND SO GEHT'S

Klar lösen die Öle nicht magisch all unsere Probleme, doch oft lassen sich plötzliche Angstschübe nicht rational von unserem Kopf aus wegdenken. Wenn wir dagegen aber wieder in Kontakt mit unserem Körper und unseren Gefühlen kommen, können wir die Ängste leichter aus unserem System hinausbewegen. Nimm dir hierfür eine kleine Schüssel oder Karaffe und mische darin die folgenden Zutaten. Reibe mit der Mischung dann sanft und im Uhrzeigersinn deinen Bauch (Solarplexus) ein, atme tief ein und aus und beobachte, was mit deinen Gefühlen geschieht.

- 1 Esslöffel Trägeröl
- 3 Tropfen Kamille
- 1 Tropfen Orange
- 1 Tropfen Vanille

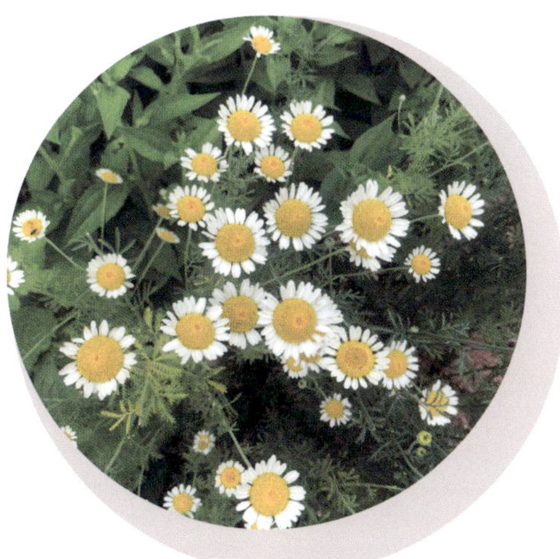

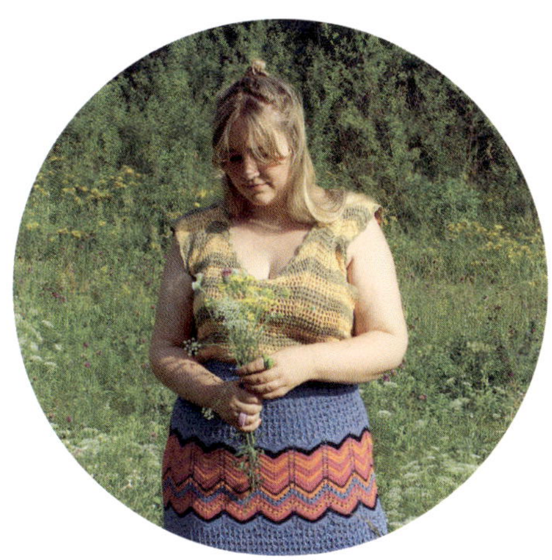

CALM-DOWN-*Spray*

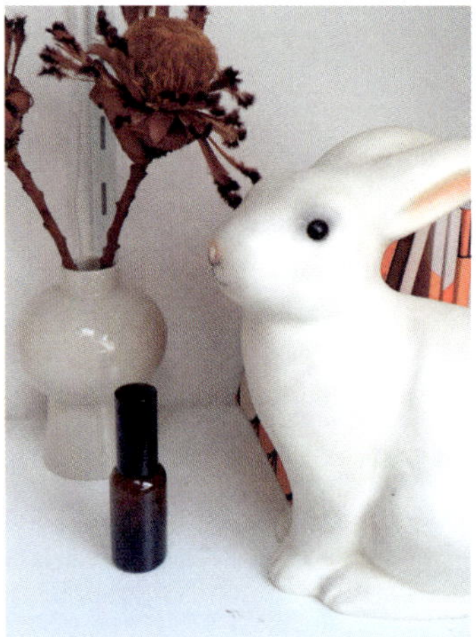

UND SO GEHT'S

Wenn du zu viele To-dos bei der Arbeit oder im Privatbereich hast und dich manchmal wie das weiße Kaninchen bei Alice im Wunderland fühlst, das super gestresst ist und irre hin und her läuft, weil es viel zu spät kommt (wohin eigentlich?), dann können 1–2 Spritzer aus einem beruhigenden Raumspray dir einen Moment des bewussten Innehaltens bieten und deine Nerven entspannen. Du brauchst dafür eine leere 50-ml-Sprühflasche, in der du die folgenden Zutaten zusammenmischst:

- 30 ml destilliertes Wasser
- 9 Tropfen Kiefer
- 6 Tropfen Weißtanne
- 4 Tropfen Fichte
- 15 ml Alkohol (Wodka)
- 6 Tropfen Bergamotte
- 3 Tropfen Grapefruit
- 2 Tropfen Myrrhe

NERVENBÜNDEL-*Prüfungsangst-Roll-on*

UND SO GEHT'S

Prüfungsangst oder Nervosität vor wichtigen Terminen ist richtig fies. Auf einmal fühlst du dich nicht mehr wie du selbst, und du kannst nicht wirklich etwas dagegen tun. Was helfen kann, ist, tief und langsam in den Bauchraum zu atmen oder auch diese Mischung aus ätherischen Ölen. Mische dir für diesen Blend am besten in einem 10-ml-Roll-on mit dem Trägeröl deiner Wahl die folgenden ätherischen Öle, trage sie zur Beruhigung auf die Pulspunkte an deinen Handgelenken und hinter deinen Ohren auf und rieche regelmäßig am Fläschchen.

- 9 Tropfen Mandarine
- 6 Tropfen Jasmin
- 1 Tropfen Vetiver

MACH-DIR-
keine-Sorgen-Roll-on

Hast du auch manchmal Schwierigkeiten, aus dem Gedankenkarussell auszusteigen, weil du ewig grübelst und dir Sorgen machst? Besonders abends im Bett? Wie wäre es mit einem kleinen Anti-Sorgen-Roll-on, der dich zur Ruhe kommen lässt?

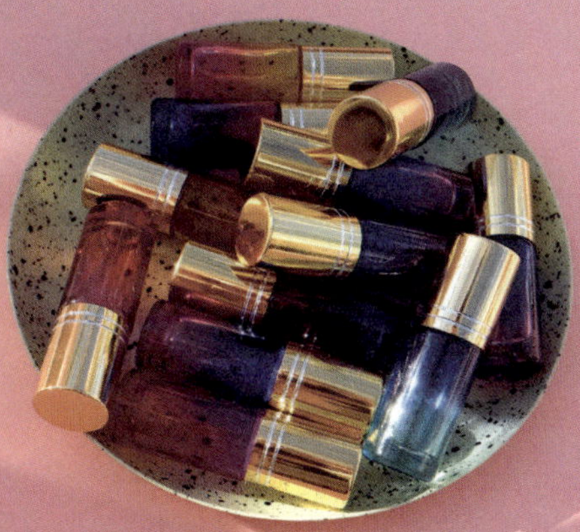

UND SO GEHT'S

Mische dir für diesen Blend am besten in einem 5-ml-Roll-on mit dem Trägeröl deiner Wahl die unten stehenden ätherischen Öle zusammen. Trage sie zur Beruhigung auf die Pulspunkte an deinen Handgelenken und auf deinen Fußsohlen auf. Stell dir dabei vor, wie das Öl deine Sorgen behutsam mit einem seidigen Film umhüllt und aus deinem Körper heraustransportiert, irgendwo hinein ins Universum, wo sie sich auflösen.

- 6 Tropfen Lavendel
- 3 Tropfen Orange
- 2 Tropfen Weihrauch

Tipp

Hab deinen Sorgen-Roll-on am besten auf dem Nachttisch griffbereit und vergiss nicht, ihn auf Reisen dabeizuhaben.

Mittlerweile weißt du ja, dass ätherische Öle so viel mehr können, als nur schön zu duften und unsere Laune zu heben. Mit ihren starken desinfizierenden und antibakteriellen Eigenschaften sind sie außerdem die perfekten natürlichen Haushaltshelfer. Hier kommen ein paar Ideen für Raumdüfte, Putzhelfer, Textilpflege-Hacks und Rezepte, um Motten zu verjagen.

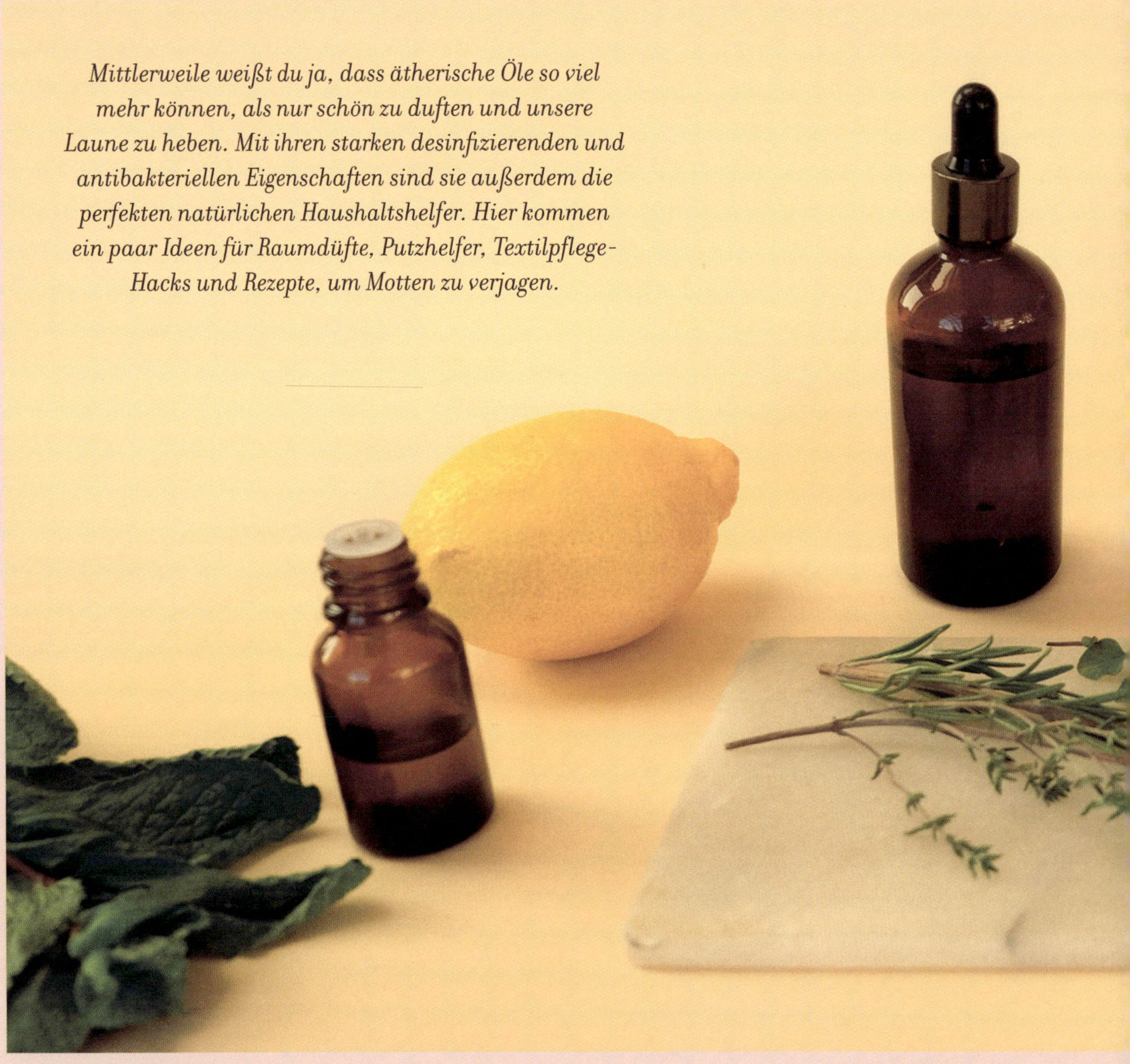

KAPITEL 5

Home Selfcare

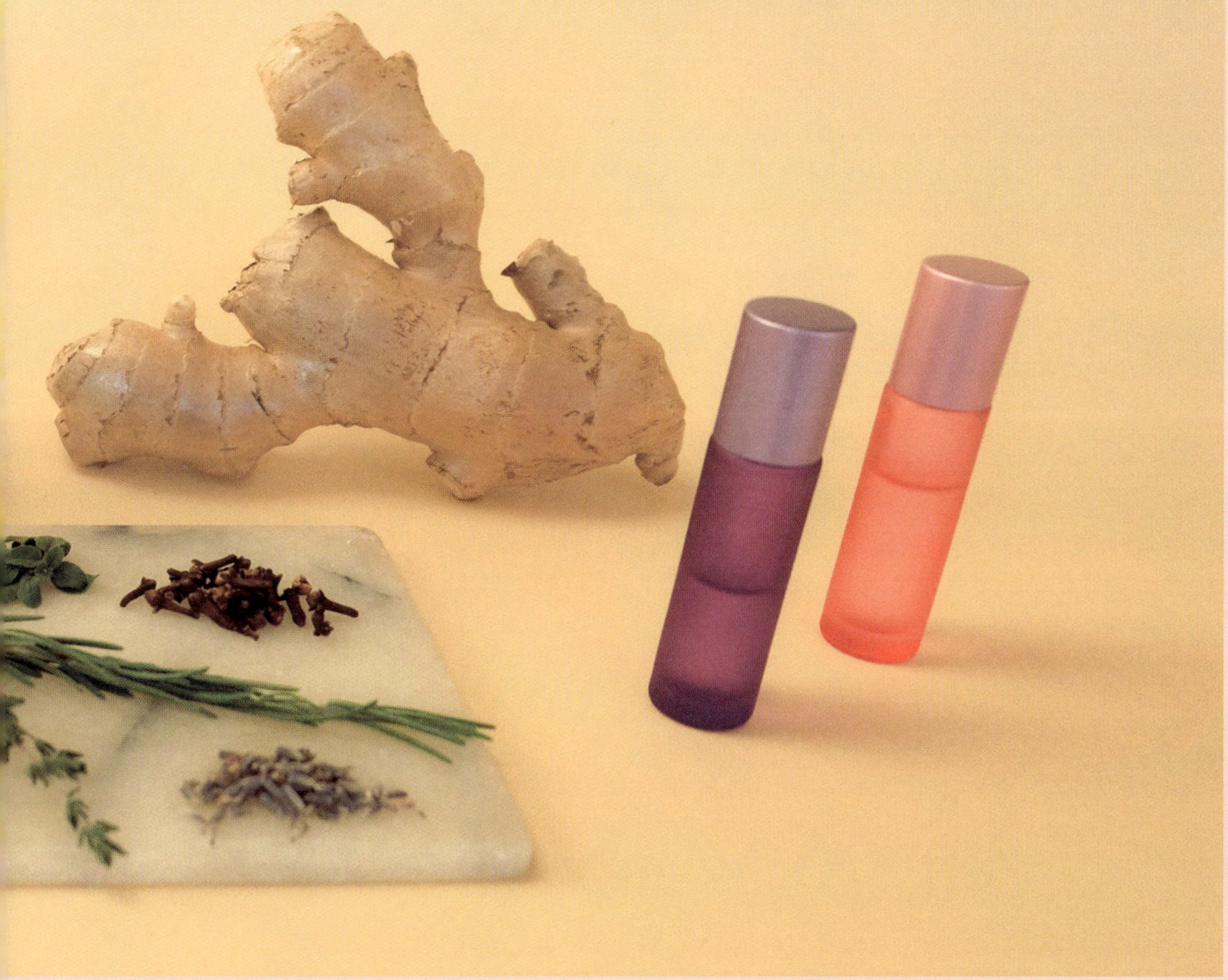

Aromatherapie-Rezepte für den Haushalt

AROMATHERAPIE UND **RAUMDÜFTE**

*Ein wichtiger Faktor beim Thema Selfcare ist definitiv unser Zuhause. Der Ort, an dem wir uns wohlfühlen, entspannen und abschalten, um uns „von der Welt da draußen" zu erholen und uns für sie zu wappnen. Die meisten cleveren Makler*innen kennen den Trick mit dem frischgebackenen Apfelkuchen bei der Hausbesichtigung, der Interessierten sofort das Gefühl von Zuhause vermittelt. Diesen Trick kannst du easy für dich nutzen und dir verschiedene Raumdüfte kreieren, die dir ebenfalls dieses gute Gefühl geben.*

HOME SWEET *Home*

PROBIER'S MAL MIT GEMÜTLICHKEIT

- 9 Tropfen Bergamotte
- 8 Tropfen Weihrauch
- 6 Tropfen Lavendel

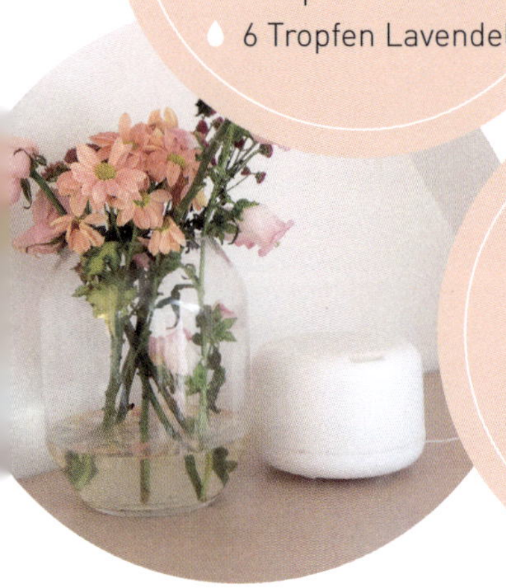

BESSER ALS APFELKUCHEN

- 3 Tropfen Zimt
- 3 Tropfen Kardamom
- 2 Tropfen Ingwer
- 2 Tropfen Nelke

UND SO GEHT'S

Wie riecht Gemütlichkeit für dich? Nach einer heißen Tasse Tee, einer kuscheligen Decke und einem guten Buch? Oder riecht Gemütlichkeit für dich mehr nach einem Nachmittag mit Kaffee und Kuchen und deinen Liebsten um dich herum? Kein Problem, mit diesen zwei Duftmischungen zauberst du dir die passende Atmosphäre in wenigen Minuten. Befülle deinen Diffuser mit etwas Wasser und einer der nebenstehenden Mischungen.

FRISCHER WIND *in der Bude*

Es ist Wochenende, du hast ausgeschlafen und willst jetzt frisch und munter in den Tag starten? Oder du erwartest später Besuch, hast aber keine Zeit mehr, aufzuräumen? Kein Problem, denn auch in diesen Fällen kannst du auf den Support der ätherischen Öle zählen. Die richtige Duftmischung ist wie die passende Musik zum Frühstück – sie macht die Stimmung einfach vollkommen.

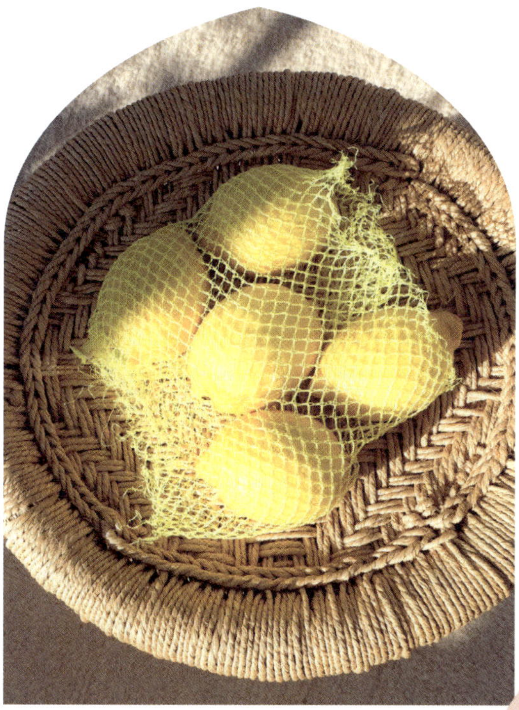

UND SO GEHT'S

Mit diesen beiden Diffuser-Mischungen bringst du im Handumdrehen Frische in deine vier Wände! Die Zitrusdüfte verstärken jedes happy Sonntagsfeeling, während Nuancen von Pfefferminze und Teebaum dir und deinem Wochenendbesuch das Gefühl einer frisch geputzten Wohnung geben – auch wenn die Zeit dafür vielleicht nicht mehr gereicht haben sollte.

FRISCH & FROH

- 5 Tropfen Zitrone
- 5 Tropfen Teebaum
- 4 Tropfen Pfefferminze
- 4 Tropfen Orange
- 3 Tropfen Fichte

EASY LIKE SUNDAY MORNING

- 2 Tropfen Limette
- 2 Tropfen Grüne Minze
- 2 Tropfen Lavendel

AROMATHERAPIE **ZUM PUTZEN UND AUFRÄUMEN**

In unserem Zuhause sind wir ständig von unterschiedlichen Düften umgeben: von Waschmittel, über Putzmittel bis hin zu Kosmetik. Meist handelt es sich hierbei um künstliche Duftstoffe, die nicht immer das Beste für unsere Gesundheit bedeuten. Deswegen kommen hier ein paar natürliche Alternativen mit ätherischen Ölen, bei denen du individuell bestimmen kannst, wonach es um dich herum duften soll.

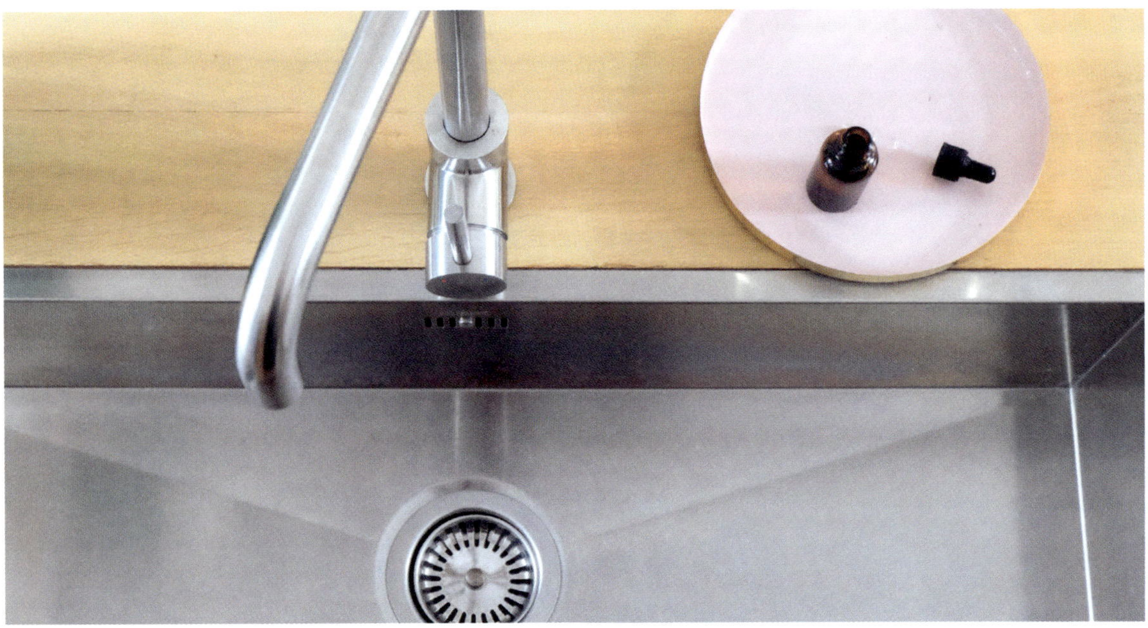

GLANZ-UND-GLORIA-Oberflächen-Spray

Viele der künstlichen Oberflächen-Sprays riechen mir viel zu intensiv, und ich mag auch absolut nicht, wie sie sich anfühlen, wenn sie auf meine Hände kommen. Deshalb mache ich mir mein Spray jetzt einfach selbst. Probier's doch auch mal aus.

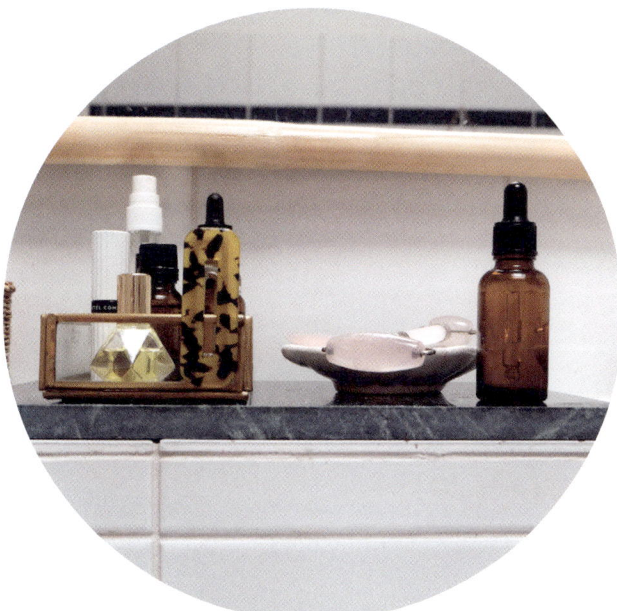

UND SO GEHT'S

Dein eigenes Spray zur Reinigung von Oberflächen zu kreieren, ist so easy, dass du es lieben wirst. Du brauchst dafür nur eine leere Sprühflasche und die folgenden Zutaten. Fülle diese durch einen Trichter in die Flasche und schüttle sie vor jeder Anwendung. So einfach ist es.

- 250 ml destilliertes Wasser
- 60 ml Essigessenz
- 20 Tropfen Zitrone
- 5 Tropfen Zitronengras
- 5 Tropfen Pfefferminze

Tipp

Anstatt eine Sprühflasche zu kaufen, kannst du auch nur einen Sprühkopf besorgen und eine gespülte Glasflasche, beispielsweise von Kombucha oder Apfelessig, benutzen.

OH-SO-CLEAN-
Waschbeckenduft

UND SO GEHT'S

Riecht dein Waschbeckenabfluss manchmal etwas, oder möchtest du dein Waschbecken so richtig zum Strahlen bringen? Dann schnapp dir etwas Natronpulver und eines deiner Lieblingsöle und los geht's.

Gib 3–4 Esslöffel Natronpulver ins Waschbecken und füge dann 10–15 Tropfen des ätherischen Öls hinzu. Mir gefallen hier besonders Zitrusöle oder Pfefferminze für einen frischen Duft. Dann schrubbst du die Mischung mit einem Stahlschwamm oder Lappen ein und spülst alles mit Wasser ab.

Fertig!

FLOWER-POWER-
Toilettendeo

UND SO GEHT'S

Nimm dir eine 30-ml-Flasche mit Pipettenverschluss und mische die folgenden Zutaten darin. Tropfe dann bei Bedarf 5–10 Tropfen direkt in die Kloschüssel. Du kannst es so belassen (und Wasser sparen) oder dann noch einmal spülen, um das Aroma stärker zu verteilen (durch die Klospülung als Diffuser).

Bewahre das Fläschchen am besten direkt neben der Toilette auf.

- 20 ml Mandelöl
- 25 Tropfen Ylang-Ylang
- 12 Tropfen Teebaum
- 8 Tropfen Bergamotte

KEIMFREI-
Küchenhandtuch-Desinfektion

Küchenhandtücher sind eine grandiose Erfindung: zum Abtrocknen, Aufwischen, Hände-Abputzen, als Serviettenersatz, ich liebe sie einfach.

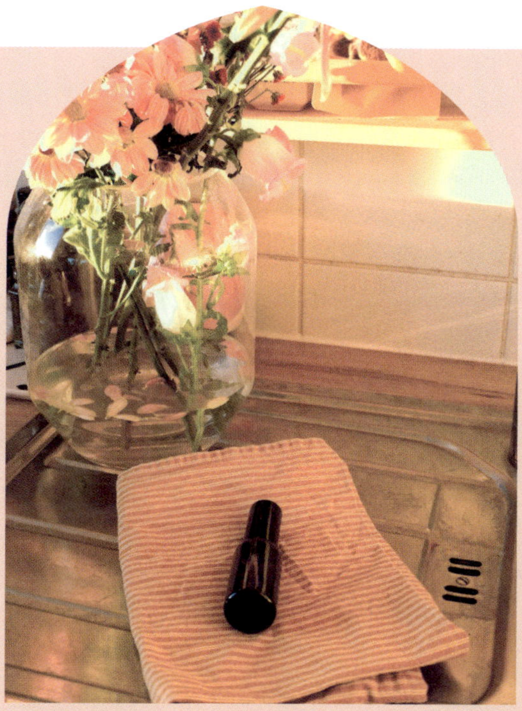

UND SO GEHT'S

Mit etwas Teebaumöl kannst du Küchenhandtücher ganz einfach regelmäßig desinfizieren und sie so clean und frisch halten. Teebaumöl wirkt antibakteriell und antimikrobiell und ist deswegen besonders gut geeignet.

Spül das Küchenhandtuch dafür mit heißem Wasser aus, gib dann 12 Tropfen Teebaumöl darauf, reibe es ein und spül es dann nochmal aus, bevor du es zum Trocknen aufhängst.

HOTEL-ZU-HAUSE-
Handtuchspray

Hast du Lust, dich zu Hause wie im Hotel zu fühlen? Dann mische dir dein eigenes Handtuch-Spray, gib ein paar Spritzer auf dein Duschhandtuch und hänge es über eine Heizung oder einen Handtuchtrockner, bevor du in die Dusche steigst.

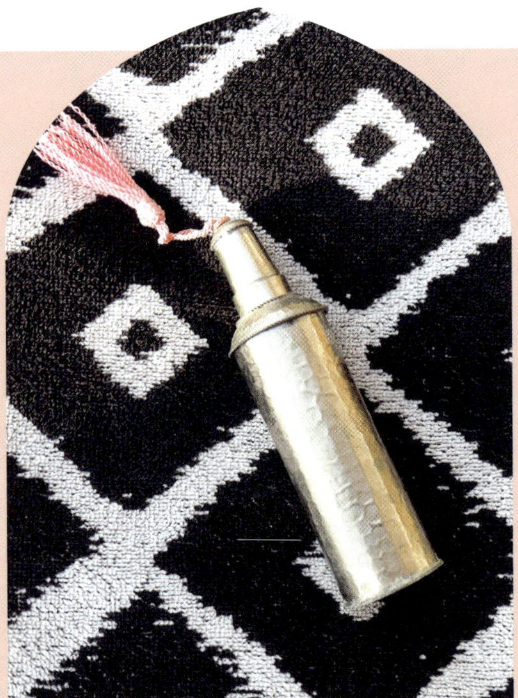

UND SO GEHT'S

Luxus pur ist garantiert, wenn du aus der Dusche herauskommst und dich mit dem aromatisierten Handtuch abtrocknest. Nimm dir eine leere 500-ml-Sprühflasche und mische darin die folgenden Zutaten:

- 450 ml destilliertes Wasser
- 20 Tropfen Zedernholz
- 15 Tropfen Bergamotte
- 10 Tropfen Eukalyptus

FRESH-AND-CLEAN-
Diffuser-Mischung

Um dich in Putzlaune zu bringen, kann es helfen, wenn die Wohnung schön sauber und frisch duftet. Auf jeden Fall klappt es so für mich immer besser mit der Putz-Motivation.

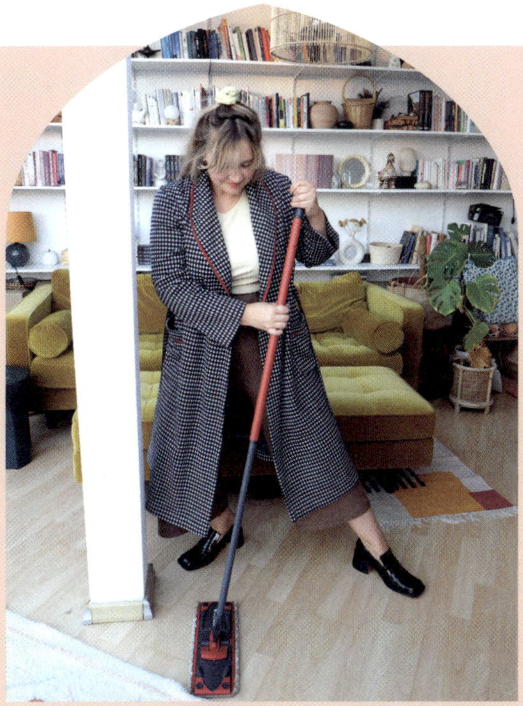

UND SO GEHT'S

Ich befülle immer einen Diffuser mit etwas Wasser und der folgenden Öl-Mischung, bevor ich Wischmop oder Staubsauger aus dem Schrank hole. Am besten dazu noch die legendäre Putz-Playlist anstellen und los geht's:

- 8 Tropfen Zitrone
- 6 Tropfen Citronella
- 6 Tropfen Weißtanne
- 4 Tropfen Limette
- 2 Tropfen Teebaum
- 2 Tropfen Korianderblätter

EASY-REFRESH: *Teppichspray*

Gerade, wenn du vielleicht so wie ich einen Hund hast, hast du sicher schon öfter überlegt, deine Teppiche aufzufrischen. Gleichzeitig chillt der Hund aber ständig auf den Teppichen und hat eine sehr sensible Nase, weshalb penetrante, künstliche Aromen ihn belasten können.

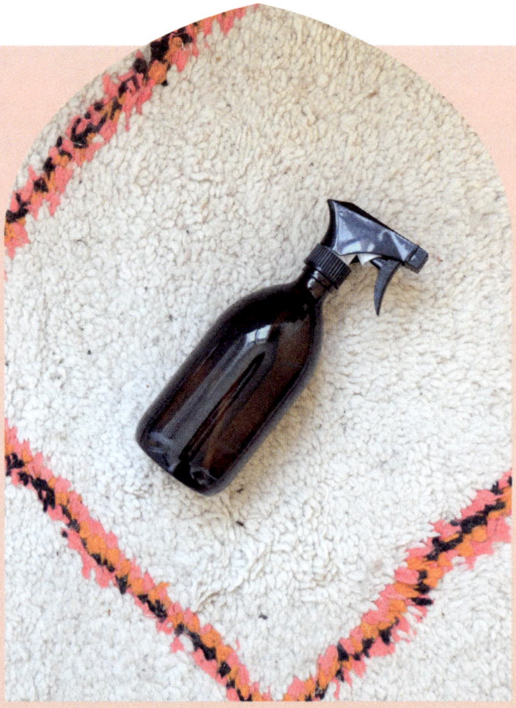

UND SO GEHT'S

Ein natürlicher Teppich-Erfrischer muss her, der dem Hund nicht schadet, wenn er zum Beispiel Krümel vom und damit den Teppich ableckt.

Zack, hier ist er! Du brauchst nur eine leere 300-ml-Sprühflasche und die folgenden Zutaten. Mische sie alle in der Flasche und schüttle sie, bevor du sie auf den Teppich sprühst.

- 240 ml destilliertes Wasser
- 1 Teelöffel Alkohol (Wodka)
- 35 Tropfen Zitrone
- 30 Tropfen Eukalyptus
- 25 Tropfen Lavendel

QUICK & NO MORE DIRTY: *Staubputzspray*

UND SO GEHT'S

Wie es nach dem Staubwischen noch sauberer aussieht und besser duftet? Ganz einfach, mit diesem Spray. Du kannst es perfekt auf Holz, Stein oder Kacheln benutzen, also auch, um den Esstisch abzuwischen, das Bücherregal zu entstauben und für vieles mehr. Du brauchst dafür eine leere 360- ml-Sprühflasche, in der du die nebenstehenden Zutaten mischst. Dann einfach die Flasche vor dem Gebrauch schütteln, ein paar Spritzer auf die Oberfläche geben und direkt mit einem trockenen Lappen oder Staubtuch darüberputzen. Alles blitzblank!

- 240 ml destilliertes Wasser
- 10 ml pflanzliches Glycerin
- 10 Tropfen Weihrauch
- 10 Tropfen Fichte
- 4 Tropfen Zitronengras
- 2 Tropfen Zitrone

DESINFIZIERENDES *Yogamattenspray*

UND SO GEHT'S

Es ist gut, deine Yogamatte regelmäßig zu reinigen und zu desinfizieren, schließlich schwitzt du darauf. Gerade, weil du sie aber mit deinen nackten Fußsohlen und Handflächen berührst und auch ab und zu dein Gesicht darauf ablegst, solltest du fiese Chemikalien vermeiden, die du sonst in deinen Körper aufnimmst. Hier kommt ein ganz einfaches Rezept für ein desinfizierendes und vor allem ganz natürliches Yogamattenspray. Nimm dir eine leere 300-ml-Sprühflasche und mische darin die folgenden Zutaten:

- 250 ml destilliertes Wasser
- 60 ml Essigessenz
- 8 Tropfen Lavendel
- 6 Tropfen Teebaum
- 4 Tropfen Orange

AROMATHERAPIE UND **TEXTILPFLEGE**

Um möglichst lange etwas von der Kleidung zu haben, ist es wichtig, sie gut zu pflegen. Oft können wir sie mit ein paar Aromatherapie-Hacks schnell wieder auffrischen, anstatt sie direkt waschen zu müssen. Hier eine kleine Auswahl an praktischen Rezepten.

FRUCHTIGES *Bügelspray*

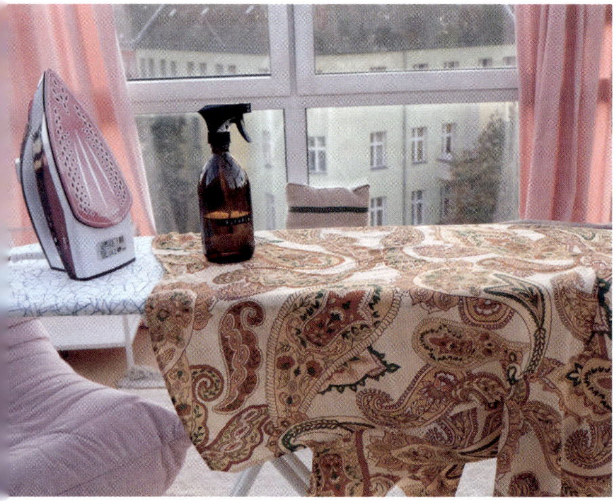

UND SO GEHT'S

Ein einfacher Trick, um deine Kleidung auf natürliche Art und Weise noch besser zu beduften, ist ein aromatisches Bügelspray. Befülle dazu eine leere 500-ml-Sprühflasche mit destilliertem Wasser und gib 4–6 Tropfen Grapefruitöl hinzu. Schüttle die Flasche, sprühe dann aus etwas Entfernung auf dein zu bügelndes Kleidungsstück und bügle es anschließend glatt.

ERFRISCHENDES *Schuhdeo*

UND SO GEHT'S

Schuhe fangen mit der Zeit ja leider oft an, etwas zu riechen, das sollte aber absolut kein Grund sein, sie wegzuwerfen. Hier hilft ein selbst gemachtes Schuhdeo wunderbar. Du brauchst dafür eine leere Sprühflasche und die folgenden Zutaten. Mische sie alle in der Flasche zusammen und schüttle sie gut, bevor du sie in deine Schuhe sprühst und an der frischen Luft auslüften lässt.

- 240 ml destilliertes Wasser
- 5 Tropfen Zitrone
- 5 Tropfen Limette
- 5 Tropfen Citronella
- 5 Tropfen Teebaum
- 5 Tropfen Oregano

MOTTENFREIE-ZONE-*Sachet*

UND SO GEHT'S

Motten haben ja bekanntlich den besten Modegeschmack und snacken gern mal an Kaschmir, Alpaka oder feiner Merinowolle. Um den Motten den Appetit zu verderben, hilft Lavendel. Um deine eigenen Mottenabwehr-Sachets zu machen, brauchst du folgende Zutaten:

- 1 Sachet (ein kleiner Schmuckbeutel, eine Socke oder Ähnliches)
- 50 g getrockneter Lavendel
- 10 Tropfen Lavendel

Befülle das Sachet mit dem Lavendel, träufle dann das ätherische Öl darauf und verschließe es mit einem Band, Knoten oder Haargummi. Lege es nun zwischen deine feinen Pullis oder in die Wäscheschublade. Das Sachet sollte nach ca. 6 Monaten wieder erneuert werden.

PRAKTISCHES *Textilerfrischerspray*

Wenn du ein Kleidungsstück nur einmal getragen hast und es etwas riecht, aber noch keinerlei Flecken oder andere Gründe für eine Vollwäsche vorweist, kannst du es mit ätherischen Ölen etwas auffrischen.

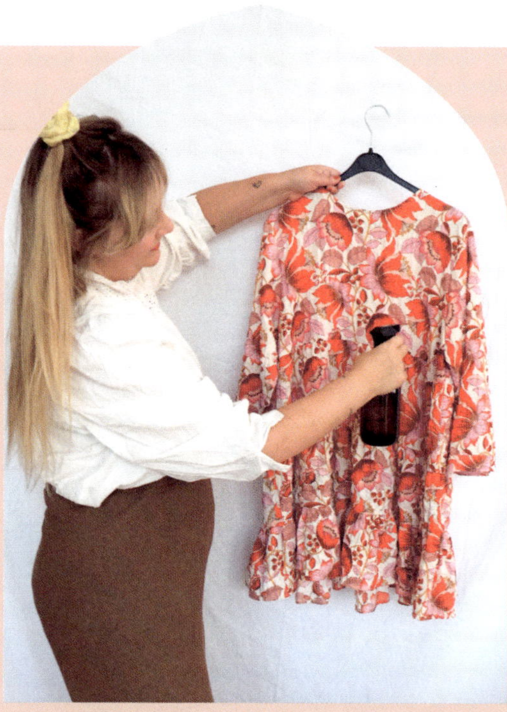

UND SO GEHT'S

Mische dafür einen Teelöffel Natronpulver mit 250 ml warmem Wasser in einer leeren Sprühflasche und schüttle diese, bis sich das ganze Pulver aufgelöst hat. Füge dann 10 Tropfen Lavendelöl hinzu, schüttle noch einmal ordentlich und sprühe das Spray dann auf die riechenden Stellen deiner Kleidung. Hänge die Teile dann am besten noch an die frische Luft, damit sie etwas auslüften können.

Tipp

Durch das natürliche Auffrischen von Kleidungsstücken kannst du dir einige Wäschen und somit viel Wasser sparen. Die Umwelt dankt es dir.

WASCHTAG: ÄTHERISCHE ÖLE *für die Waschmaschine*

UND SO GEHT'S

Wenn deine Kleidung, Bettwäsche, Handtücher und Co. dann doch reif für einen Waschgang sind, kannst du deiner Wäsche je nach Lust und Laune deinen natürlichen Lieblingsduft verpassen. Tropfe dafür 5–8 Tropfen eines ätherischen Öls mit ins Waschmittelfach oder mische dein Öl mit einem halben Glas Sprudelwasser und gib die Mischung in das Weichspülerfach. Hierfür eignet sich am besten ein geruchsneutrales Waschmittel. Falls du einen Trockner hast, kannst du auch ein paar Tropfen des ätherischen Öls auf einen Baumwolllappen geben und diesen mit der Wäsche zusammen in die Trommel geben. Meine liebsten Öle für die Wäsche sind:

- Zitrone
- Grapefruit
- Geranie
- Lavendel
- Teebaum

Tipp

Du kannst auch zwei oder mehrere dieser Öle für deinen Wäscheduft kombinieren.

FURRY-FRIENDS: *Haustierspray*

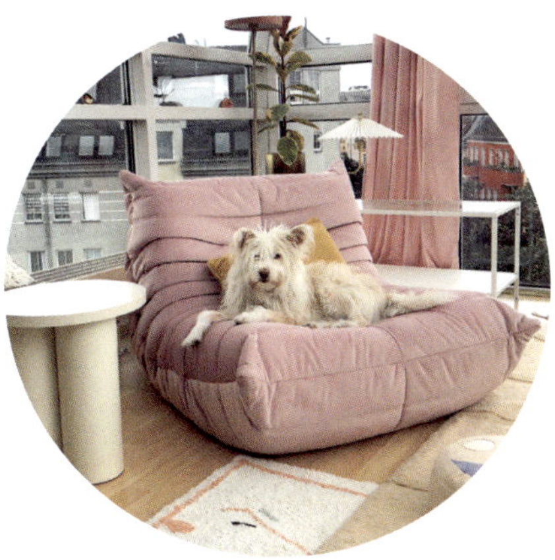

UND SO GEHT'S

Für dieses Textilerfrischerspray, das du bei Bedarf auf Sessel und Sofas sprühen kannst, brauchst du eine leere 300-ml-Sprühflasche und die folgenden Zutaten. Mische sie alle in der Flasche zusammen und schüttle sie, bevor du sie aufsprühst.

- 240 ml destilliertes Wasser
- 35 Tropfen Orange
- 25 Tropfen Teebaum
- 1 Teelöffel Alkohol (Wodka)
- 30 Tropfen Kamille

Tipp

Teste je nach Material deiner Couch am besten erstmal vorsichtig an einer unauffälligen Stelle, ob der Stoff das Spray auch gut verträgt.

Deutschsprachige Bücher

Herber, Sabrina & Zimmermann, Eliane (2020): Aromatherapie für Frauen. Das Selbsthilfe-Buch für bewusst lebende Frauen. JOY Verlag GmbH

Keller, Vivien & Leube, Alisa & Merbele, Julia (2019): So duftet Glück. Natürlich durchs Leben mit ätherischen Ölen. Knaur Verlag

Kettenring, Maria M. (2020): Ätherische Öle ganzheitlich anwenden mit zahlreichen Rezepturen. Bassermann Verlag

Lindener Hintze, Rebecca (2017): Emotionen & Ätherische Öle. Ein Handbuch von A bis Z. Visum Group, LLC

Schasteen, Maria L. (2018): Duft Medizin. Ätherische Öle und ihre therapeutische Anwendung. Crotona Verlag GmbH & Co.KG

Zenz, Diana (2020): Aromatherapie für die Seele. Mit natürlichen Düften das eigene Selbst entfalten. nymphenburger

Englischsprachige Bücher

Covington, Candice (2017): Essential Oils in Spiritual Practice. Working with the Chakras, Divine Archetypes and the Five Great Elements. Healing Arts Press

Goddard, Andy/Goddard, Natalie (Hrsg.) (2017): Emotions & Essential Oils. A Reference Guide for Emotional Healing, Enlighten Alternative Healing, LLC

Lembo, Margaret Ann (2016): The Essential Guide to Aromatherapy and Vibrational Healing. Llewellyn Publications

Mangandog, Desiree (2018): I Am Fabulous. Blends for Emotional Well-Being. Bear Nature, LLC

Moldenauer, Leslie (2019): Emotional Healing with Essential Oils. Relieve Anxiety, Stress, Depression, and Mood Imbalances Naturally. Rockbridge Press

Panton, Sara (2019): Essential Well Being. A Modern Guide to Using Essential Oils in Beauty, Body, and Home Rituals. Penguin Random House

Swanberg, Sarah (2020): Aromatherapy for Self-Care. Your Complete Guide to Relax, Rebalance, and Restore with Essential Oils. Rockbridge Press

Blogs & Websites

www.om-lagom.com

www.matchamornings.de

www.warrior-woman.net

DANK

Ich möchte mich bei all den wunderbaren Menschen bedanken, die mich auf meinem Weg zu diesem Buch unterstützt und bestärkt haben.

Ein besonderer Dank gilt meiner Lektorin Mareike Schlensog, die meine Vision für dieses Buch von Anfang an geteilt hat und ohne die es nie entstanden wäre. Danke auch an meine Lektorin Marlen Kleinhans für ihr sprachliches Feingefühl und ihre riesige Unterstützung im Schreibprozess. Ich möchte mich auch bei Alexandra Wolf für das tolle Layout bedanken und beim ganzen Team von EMF.

Danke, Hannah Rosenkranz, dass ich mir zu all meinen visuellen Ideen noch einmal deine professionelle und freundschaftliche Meinung einholen darf und für die Fotos in der Natur.

Vielen Dank auch an Harriet Dohmeyer und Frank Calma für eure Unterstützung bei den Fotos für dieses Buch.

Danke an meine Schwester Marie, die mich ermutigt hat, Aromatherapie-Workshops zu geben, und an meine Freundinnen Nette, Sabrina und Magda, die mit mir experimentiert, gelernt und Rezepte entwickelt haben.

Danke, Edith, dass du die Pflanzen in deinem Garten und deine liebsten Orte in der Natur mit mir geteilt hast.

Ich bedanke mich bei all meinen Workshop-Teilnehmerinnen, Guides und Lehrerinnen, meiner Mama, meiner Oma und den inspirierenden Frauen in meinem Leben. **Danke!**

ÜBER DIE AUTORIN

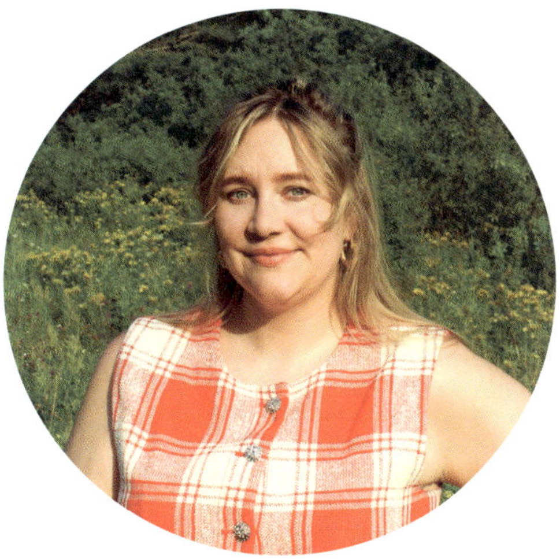

Hannah Krutmann, 1987 in Bielefeld geboren, studierte Design Management und Modewissenschaft in Berlin und Stockholm. Seit 2017 teilt die ausgebildete Massagetherapeutin und Autorin regelmäßig in Workshops ihr Wissen zu Emotionen und ätherischen Ölen. Sie lebt in Berlin und schreibt für ihren eigenen Blog OM LAGOM und verschiedene Onlinemedien über Aromatherapie, moderne Spiritualität, Design und Frauengesundheit.

Auf Instagram kennt man sie als @hannah_lagom. Gemeinsam mit ihrer Schwester gründete sie das Printmagazin *Almost* und die gleichnamige Storytelling-Agentur. Ihr erstes Buch *Everyday Magic* erschien 2021.

Impressum

Bibliografische Information der Deutschen Bibliothek.

Die Deutsche Bibliothek verzeichnet diese Publikation in der Deutschen Nationalbibliografie. Detaillierte bibliografische Daten sind im Internet über http://www.dnb.de/ abrufbar.

EIN BUCH DER EDITION MICHAEL FISCHER

1. Auflage 2022

Cover, Layout & Satz: Alexandra Wolf
Redaktion und Lektorat: Marlen Kleinhans, Mareike Schlensog

Bildnachweis: Pflanzen-Illustrationen U4 und Innenteil: © Olga Korneeva/Shutterstock, © Istratova/Shutterstock, © Merfin/Shutterstock
Fotografien: Hannah Krutmann

ISBN 978-3-7459-0775-9

Gedruckt bei Polygraf Print, Čapajevova 44, 08001 Prešov, Slowakei

www.emf-verlag.de

FSC
www.fsc.org
MIX
Papier aus verantwortungsvollen Quellen
FSC® C145070